Colección HERAKLES

Emmett Hines

PROGRAMA FITNESS

NATACIÓN

EDITORIAL HISPANO EUROPEA S. A.

Asesor Técnico: **Santos Berrocal**

Título de la edición original: **Fitness Swimming**

© de la traducción: **Roberto Mercé.**

Depósito Legal: B. 22192-2001.

ISBN: 84-255-1383-9.

Editorial Hispano Europea, S. A.
Bori i Fontestà, 6-8 - 08021 Barcelona (España)
Tel.: 93 201 85 00 - 93 201 99 90
Fax: 93 414 26 35
E-mail: hispanoeuropea@hispanoeuropea.com

IMPRESO EN ESPAÑA PRINTED IN SPAIN

LIMPERGRAF, S. L. - Mogoda, 29-31 (Pol. Ind. Can Salvatella) - 08210 Barberà del Vallès

ÍNDICE

SOBRE EL AUTOR

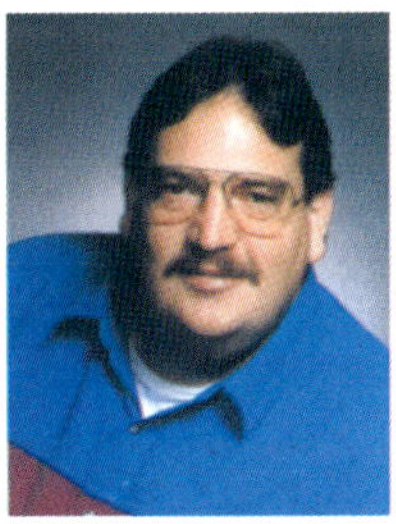

Emmett Hines es uno de los nueve entrenadores que posee el 5° nivel del Masters Certification –la titulación de entrenamiento de adultos más elevada de la Asociación Americana de Entrenadores de Natación–. Ha estado enseñando de una u otra forma desde los 14 años. Desde que fundó su empresa, *H_2Ouston Swims* en 1982, ha concentrado sus esfuerzos casi exclusivamente en nadadores adultos, desde los principiantes hasta aquellos con historial olímpico. Peggy, su mujer, se encarga del grupo más joven de nadadores. Hines también es entrenador del prestigioso Club de Houston y trabaja por todo el país como entrenador senior e instructor de monitores de los campamentos de inmersión total de natación para adultos, la organización dedicada a la enseñanza de la natación más conocida y respetada del mundo.

Hines colabora regularmente como escritor de la revista *Swim Magazine,* la publicación oficial de natación profesional de los Estados Unidos (USMS = United States Masters Swimming). Ha publicado más de 150 artículos en revistas de natación y triatlón y publicaciones periódicas. Ha sido ponente de la *World Coaches Clinic* y de la *Pacific Coaches Clinic* de la asociación americana de entrenadores de natación –dos de los encuentros de entrenadores profesionales de natación más grandes del mundo–. Los nadadores que ha asesorado han ganado numerosos títulos de los Campeonatos Nacionales norteamericanos, tanto a nivel individual como por equipos, y han establecido varios récords nacionales y del mundo. Hines ha trabajado como ayudante editor de la revista *Swim Magazine,* editor de las publicaciones periódicas de la asociación de entrenadores profesionales acuáticos y editor de *Gulf Masters Swimming Newsletter.* También es un voluntario activo de las Olimpiadas Senior estadounidenses.

AGRADECIMIENTOS

La natación es un deporte tanto individual como colectivo. El éxito del equipo depende en gran medida de la actuación individual de cada nadador. Cada uno de ellos, confía en los otros nadadores del equipo, entrenadores, delegados y cualquier cosa que les dé pie y les permita prepararse para las competiciones. Como entrenador de este deporte, sería injusto si no agradeciera e hiciera mención de aquellos que me han ayudado, dado apoyo o inspirado a lo largo del camino… hasta estos momentos.

A Drew Berkman, por orientarme en la dirección correcta en el momento adecuado. Al entrenador Bill Boomer, porque sigue su propio camino y desinteresadamente permite que otros le sigan y le miren por encima del hombro de vez en cuando. Al entrenador Mike Collins, porque constantemente me inspira y me sirve de modelo. A Rookie Collins, porque me dio la libertad, el tiempo y espacio de piscina para desarrollar un master de natación desde cero. Al doctor Ken Foster por ser amigo y confidente. Al entrenador Phil Hansel, por permitirme estar a su lado lo suficiente para aprender mucho. Al entrenador Terry Laughlin, por ayudar a que todo tenga sentido. A Ed Lewis sin cuyo apoyo y confianza todavía tendría mucho camino por correr. Al entrenador Scott Rabalais por sus amables palabras, amistad y ejemplo. A Leslie Ronacher por su apoyo moral. Al autor Phil Whitten por su amistad e inspiración y por haberse arriesgado conmigo. También quiero agradecer a los nadadores del *H_2Ouston Swims* por motivarme, confiar en mí y ser receptivos a nuevas ideas. También me gustaría dar las gracias al entrenador Dick Bower, cuyo trabajo me suministró la información sobre intervalos y ritmo de nado.

Además, los conceptos técnicos aquí expresados son el resultado de combinar y destilar información de abundantes fuentes; la obra del entrenador Bill Boomer y Terry Laughlin constituye de forma notable la base y referencia.

Finalmente, a mis padres, esposa e hijos quienes merecen un fuerte y público aplauso por ser pacientes y soportarme mientras intento salvar el mundo (o al menos la parte nadadora de él).

Primera parte

PREPARARSE PARA NADAR

La natación es la más popular de todas las actividades de fitness. Realizada correctamente puede ser la más placentera, pues permite la expresión física de fluidez y gracia, junto con la fuerza, velocidad y resistencia. La natación ofrece muchas oportunidades para mantener en forma el sistema cardiovascular mientras tonifica y fortalece el cuerpo. Tanto, que puede ser una herramienta excelente para proporcionar y mantener una buena condición física a lo largo de toda la vida.

Practicada incorrectamente, en cambio, puede ser una agotante y atroz lucha en la que puede sentirse al borde de la desesperación. Quizá sea uno del 98 % de individuos a quienes le resulta imposible nadar 500 metros sin parar. La condición física no es el limitante para la mayoría de la gente; su técnica lo es. Pueden nadar, pero su estilo les provoca un desperdicio de energía tan grande que se cansan y se ven obligados a parar mucho antes de percibir cualquier beneficio aeróbico. Para esta gente, es más una habilidad de supervivencia, que una herramienta para mantenerse en forma.

Puede que sea uno de esos nadadores que nada periodos prolongados, pero que es consciente de que todavía tiene un margen de mejora. Puede que actualmente nade para mantenerse en forma, en pruebas de triatlón, en competiciones profesionales, o por el mero placer de estar en el agua. Independientemente de lo anterior, existe la posibilidad de que perciba con envidia que algunos nadadores de su alrededor, son más rápidos, eficientes y manifiestan mayor experiencia.

La natación es un deporte sujeto a la técnica, más parecido al golf en ese aspecto, que al correr o al ciclismo. Como en el golf, la mayoría de personas dispuestas a dedicar tiempo y esfuerzo pueden aprender y mantener la técnica de un excelente nado: fluido y con estilo. El beneficio físico puede ser considerable. Pocas actividades ofrecen un trabajo corporal global con las posibilidades de un rendimiento independientemente de la edad; hecho impensable en otros deportes.

Sin embargo, pocos nadadores llegan a alcanzar un nivel fluido y armonioso sin seguir alguna guía, ya sea de un entrenador, instructor, vídeo, libros o la combinación de ellos. Independientemente de sus metas personales, espero que este libro le sea útil, iniciándole o manteniéndole en el camino hacia una relación placentera y beneficiosa con el agua durante toda su vida. Con esa finalidad, en la primera parte del libro expongo las bases para el entrenamiento de natación, que incluyen lo siguiente:

• Comparación de los beneficios de la natación con los de otras actividades de fitness.

- Ayuda en la elección del equipo de natación adecuado a sus necesidades, y sugerencias para encontrar los mejores lugares para nadar.
- Evaluación de su condición física tanto para iniciarse en un programa de entrenamiento de natación como para graduar la intensidad de un programa determinado.
- Explicación de los fundamentos de la natación eficiente y presentación de una progresión de ejercicios o tareas que garantizan la mejora de la eficiencia de su estilo libre.
- Información sobre ejercicios de calentamiento o adaptación, ejercicios de flexibilidad y vuelta a la calma.

1

LA NATACIÓN COMO HÁBITO DE SALUD

No existe ningún otro deporte que pueda practicar durante toda la vida como la natación. Los bebés nacen con una afinidad natural por el agua y su sentimiento uterino de seguridad. Hay facilidad para que, inmediatamente, los bebés mantengan el contacto con el agua. Los programas para bebés enseñan a los padres que las experiencias iniciales de los niños con el agua sean seguras, cómodas y alentadoras. Las sesiones reales de natación comienzan a la temprana edad de tres años, y en muchos lugares, los niños empiezan a nadar en competiciones veraniegas a los cinco años. Los niños pueden participar en cursillos y competiciones escolares, para pasar a los clubs y a la natación de alto nivel y acabar en programas de natación de mantenimiento. Muchos adultos continúan nadando literalmente hasta sus últimos días. Es común ver a gente de 60, 70 u 80 años nadando en las calles de una piscina al lado de nadadores jóvenes.

La natación es disfrutada en sus distintas modalidades por más personas que cualquier otro deporte. En realidad, una parte de los millones de personas que afirman practicar la natación, se refieren a una semana del verano cuando se metieron hasta la rodilla en el mar y una ola les mojó su traje de baño. Aun así, sólo hay que visitar cualquier piscina a primera hora de la mañana, a la hora del almuerzo o después del trabajo para darse cuenta de la enorme cantidad de nadadores que rivalizan por un espacio en cada calle.

Es probable, en el caso de que se meta más allá de la rodilla, que pertenezca a una de las siguientes categorías:

Nadador novato. Puede nadar uno o dos largos de la piscina sin parar, en los estilos de crol o braza, y no se ahogaría en el caso de caer en la parte profunda. En realidad, podría nadar un par de cientos de metros si su vida dependiera de ello, pero probablemente nunca haya nadado más de 500 metros en un día.

Nadador habitual. Nada un kilómetro o más en un día bueno. Realiza sus últimos largos bastante rápidos, para acabar sintiéndose cansado pero bien, o cronometra un par de series de 50 si tiene el cronómetro en marcha. Nada bien a estilo libre y quizás otro estilo como para practicarlo en público. Normalmente hacemos referencia al segmento más grande de nadadores de fitness como nadadores habituales. Cada día millones de personas se dirigen a una piscina a realizar algunas brazadas, durante aproximadamente una hora.

Nadador ex competidor. Tiene alguna experiencia a nivel escolar o de club. Nada o nadaba los cuatro estilos competitivos y aunque raramente nade más de 1.000 metros, es normalmente bueno en un par de carreras en fiestas de piscina.

Competidor. Es triatleta o nadador de alto nivel. Compite a menudo u ocasionalmente. Entrena con pesas con regularidad y nada de 1.500 a 5.000 metros diarios. Sigue una planificación de entrenamiento y probablemente nada con otros nadadores de nivel similar, o pertenece a un equipo de natación de alto nivel.

Sea cual sea el grupo en el que esté, podrá utilizar este libro para aumentar su implicación con la natación, ya sea como práctica de fitness o competición. Los nadadores novatos aprenderán cómo afecta el agua a sus cuerpos y cómo utilizar las leyes físicas para llegar al otro extremo de la piscina con el menor riesgo. También aprenderá a utilizar la natación como una herramienta para mantenerse en forma. Los nadadores habituales aprenderán qué es lo que hace falta para moverse como un nadador con experiencia, con posiciones y movimientos más eficientes. Descubrirá nuevas formas de gestionar su tiempo de entrenamiento de forma que sea más productivo. Los nadadores ex competidores descubrirán información reciente sobre la técnica de estilos y preparación física no disponible durante sus primeros años en la natación.

Los competidores en activo, al igual que los nadadores ex competidores, dispondrán de información de primera mano sobre técnica y entrenamiento de la que sólo han podido conseguir pinceladas a través de artículos de revistas, entrenadores o compañeros de piscina. Este libro, además, proporcionará ideas a los competidores en activo para aprovechar el tiempo cuando entrenen por su cuenta.

BENEFICIOS DE LA NATACIÓN

La natación es ampliamente reconocida por profesionales del fitness y la salud como una actividad casi perfecta para mejorar la condición aeróbica, la flexibilidad, la fuerza corporal, el tono muscular y la coordinación. El desgaste del cuerpo es un problema casi universal en cualquier actividad de gran intensidad. La natación se distingue por ser el deporte con menos desgaste.

Los entrenadores reconocen la eficacia del ejercicio acuático en sus variadas modalidades como un complemento a la preparación de sus deportistas. Ya sea un boxeador profesional utilizando la resistencia natural del agua para hacer que sus golpes sean más poderosos, el corredor olímpico de 100 metros usando el agua para aumentar el entrenamiento del sprint, o el jugador profesional de fútbol o baloncesto utilizando el ejercicio acuático como terapia física, los deportistas de todas las disciplinas se están aproximando al agua con el fin de mejorar su deporte específico.

La natación, simplemente, es la forma suprema de la práctica acuática. Desafía a la mente y al físico, elevando el espíritu y el cuerpo. Es un deporte fantástico que puede engancharle, ponerle y mantenerle en forma durante el resto de su vida. «Hay dos cosas en la vida que nadie considera perjudiciales para uno: el yogur y la natación» (Leonard Goodman en *Wall Street Journal*).

Acondicionamiento aeróbico

Si pregunta sobre los objetivos perseguidos por los practicantes de la natación dentro del ámbito del fitness, encontrará que el objetivo principal es la mejora de la condición aeróbica. El ejercicio con propósito de mejorar la condición aeróbica afecta a dos sistemas relacionados entre sí: el cardiovascular y el muscular, los cuales presentan componentes distintos.

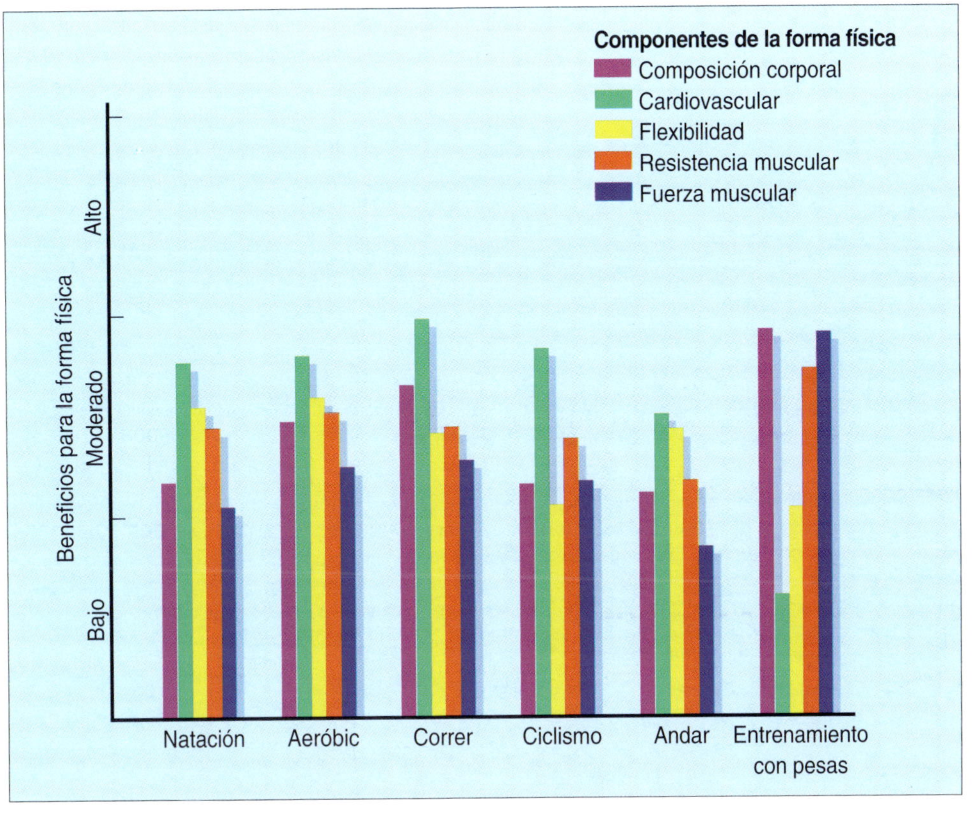

La natación comparada con otras actividades de fitness.

Acondicionamiento cardiovascular

Cualquier ejercicio que eleve su frecuencia cardiaca por encima de 120 pulsaciones por minuto durante un periodo superior a 20 minutos mejora la condición del sistema cardiovascular. El sistema cardiovascular se compone, como sabemos, de corazón, pulmones y vasos sanguíneos que captan el oxígeno del aire inspirado hasta los pulmones y lo transporta a las células musculares donde será utilizado. El oxígeno entra en los pulmones, al igual que los otros componentes que inspira y, por difusión, a través del enorme número de capilares, penetra en los glóbulos rojos. A través de un laberinto de vasos sanguíneos de distinto tamaño, el corazón bombea estos glóbulos rojos hasta los capilares que abastecen a las células y a las fibras musculares portando todavía su preciosa carga de oxígeno. Es aquí donde tiene lugar la transición del sistema cardiovascular al sistema muscular.

Acondicionamiento aeróbico del sistema muscular

Una vez el sistema cardiovascular aporta los glóbulos rojos a la célula muscular necesitada de más oxígeno, el oxígeno entra en ella atravesando su membrana, donde ayuda a producir energía para las contracciones musculares. El término metabolismo aeróbico se refiere a un conjunto complejo de interacciones químicas que utiliza lípidos, hidratos de carbono y oxígeno para producir energía. El acondicionamiento aeróbico provoca una serie de adaptaciones en el interior de la célula muscular que mejora la capacidad de realizar trabajo durante periodos prolongados.

La natación correctamente realizada involucra más porcentaje de masa muscular en el ejercicio aeróbico que cualquier otra actividad popular. El esquí de fondo es el único deporte que se disputa esta posición.

El acondicionamiento aeróbico de un músculo específico sólo se produce cuando el ejercicio que se realiza provoca la contracción repetida y sistemática del músculo a lo largo del entrenamiento. No es extraño que un corredor o ciclista que se inicia en la natación encuentre que, a pesar de su excelente condición cardiovascular, nadar unos pocos largos le deje agotado. Ellos han dedicado tiempo a acondicionar aeróbicamente las extremidades inferiores, pero han dedicado poco o ningún tiempo a acondicionar el tronco y las extremidades superiores.

Músculos utilizados en la natación: los músculos del cuello rotan la cabeza y la mantienen alineada con la columna. Los músculos de la espalda, torso superior y hombros son usados para transmitir las grandes fuerzas de la rotación del tronco al brazo que tracciona y para recobrar el brazo tras realizar la brazada. Los músculos del brazo sirven para fijarse en un punto en el agua mientras el torso supera dicho punto rotando. Los músculos de la parte inferior del tronco ayudan a acentuar y acelerar la rotación del cuerpo. Los músculos de la zona glútea y piernas son los encargados de batir e iniciar la rotación del cuerpo.

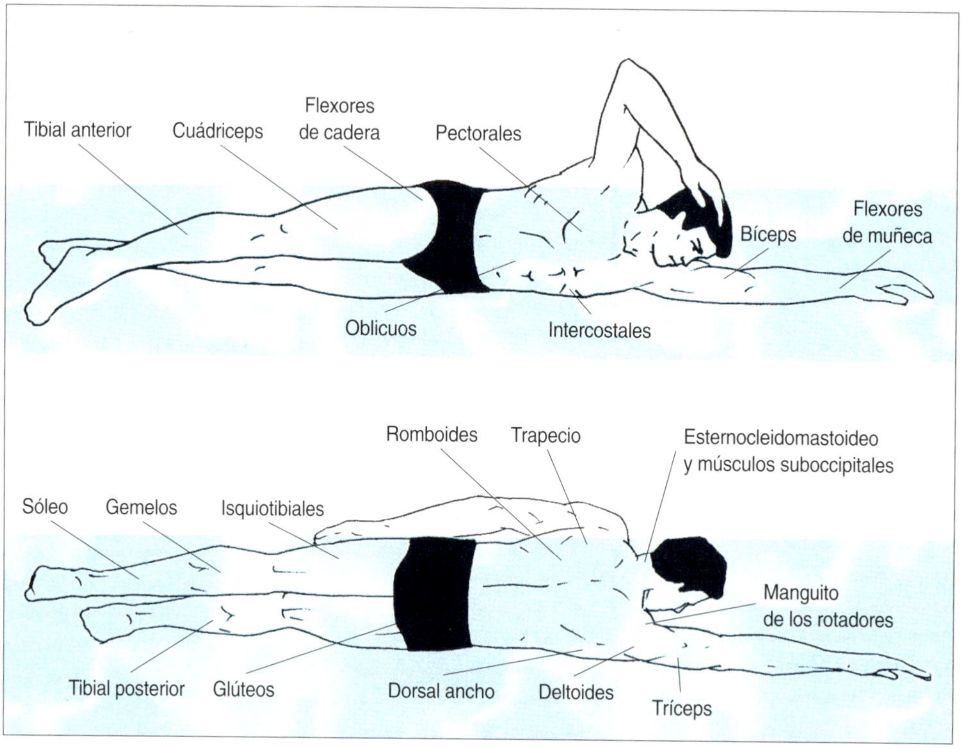

Fuerza muscular

Aunque los nadadores no desarrollan una enorme y definida masa muscular, nadar distancias moderadas a intensidad media es excelente para mejorar la fuerza y el tono en varios músculos, en especial los del tronco, hombros y brazos. Los nadadores más experimentados utilizan entrenamientos interválicos y sprints a alta intensidad para conseguir grandes incrementos de fuerza corporal global. Una de las ventajas del nadador es desarrollar fuerza funcional a través de la gran variedad de movimientos que realiza durante la práctica del deporte.

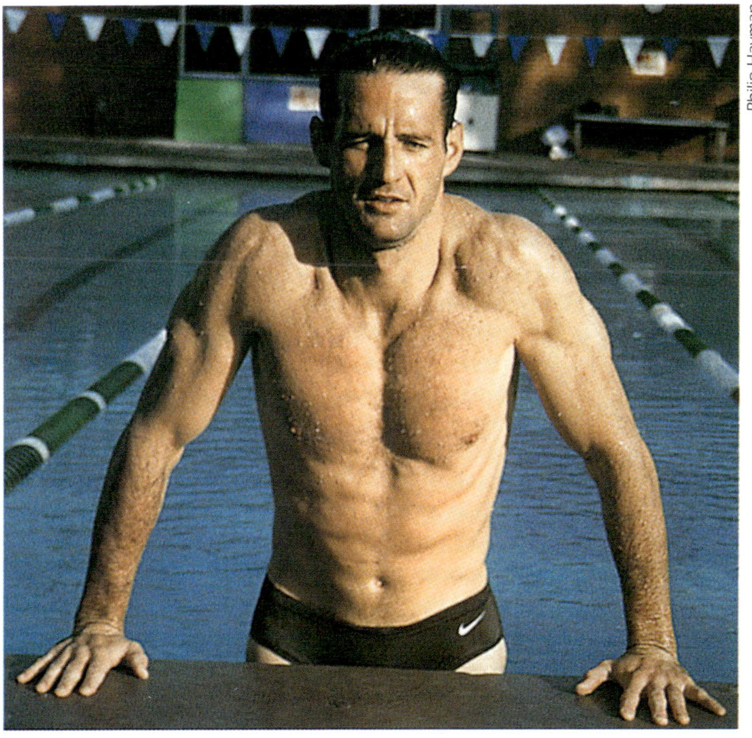

Philip Hayman

La natación es una de las mejores formas de conseguir una masa corporal saludable.

Flexibilidad

La mejora inherente de la flexibilidad puede ser uno de los mayores beneficios de la natación. Desde luego, es uno de los principales factores que permite que la gente participe intensamente hasta edades en que en otros deportes se verían obligados a abandonar. Debido a la gran amplitud de movimiento realizada por los nadadores y a las posiciones a las que se somete el cuerpo en la realización de una correcta técnica de brazada, encontramos que prácticamente toda la gente que nada regularmente adquiere una mayor flexibilidad. Además, una técnica correcta de brazada se basa en una serie de contracciones pliométricas (movimientos que estiran un músculo justo antes de aplicar la fuerza contráctil). Esto es similar a retorcerse antes de lanzar una pelota de béisbol para preestirar todos los músculos involucrados en el lanzamiento antes de su contracción. Las contracciones pliométricas, realizadas asiduamente durante un periodo prolongado de tiempo, incrementan la flexibilidad y la fuerza.

Composición corporal

Mucho se ha dicho a lo largo de los años sobre si la natación es una buena forma de adelgazar. Como cualquier forma de ejercicio, la intensidad con la que se realiza tiene mucho que ver con los resultados que se obtienen. Uno sólo tiene que observar los cuerpos musculados, definidos y bien proporcionados de los nadadores en cualquier competición para saber que la natación puede producir un cuerpo del que se estaría orgulloso de no llevar apenas nada encima. Del mismo modo, hay muchas personas que van a la piscina únicamente para pasar el rato y realizan el esfuerzo mínimo imprescindible para moverse lentamente de un extremo al otro. Estas personas es probable que se quejen de que la natación no les hace nada. Tras poner la misma cantidad de esfuerzo en correr, ciclismo o cualquier otro deporte, es bastante probable que manifestarían la misma queja.

¿Está convencido? La natación será el próximo desafío y pasión de su vida. Ahora necesita un bañador, algunas otras cosas ¡y sólo le queda encontrar un lugar para nadar!

2

EQUIPARSE

Uno de los atractivos de la natación es la facilidad para equiparse. Se necesita muy poca cosa para disfrutar de este deporte. Aun así, para aquellos a quienes les gusta tener toda la parafernalia posible para un deporte, existe una gama muy variada. Desgraciadamente, aquellos que necesitan grandes desembolsos de dinero para sentirse satisfechos, quedarán decepcionados con este deporte.

EQUIPAMIENTO NECESARIO

Por menos del coste de una pequeña fiesta puede tener todo lo que necesita para participar en el deporte: bañador, gafas, gorro, toalla y botella de agua.

Bañador

De todas las cosas que puede necesitar, el bañador es lo más importante. En general hay tres tipos de bañadores: bañadores de competición (los más corrientes), bañadores de última moda (los que se ven en cualquier revista de modas) y monstruosidades (los que llevaban las abuelas en la playa).

El término *competitivo* no significa que el bañador sólo sea para la competición. Es un término usado para describir los bañadores que ofrecen una resistencia mínima al agua. Si va a nadar habitualmente, esto será importante. La clave es llevar un bañador que sea cómodo y que al mismo tiempo se ajuste al cuerpo, sin ninguna pieza de tejido aleteando libremente. Cuando se pruebe un traje de baño en la tienda, tenga en cuenta que dará de sí una talla tras la primeras sesiones en la piscina. En caso de duda, coja uno algo justo antes que uno grande.

Prácticamente todos los bañadores son de material acrílico (lycra). Si se decide por las principales marcas, encontrará un tejido de lycra de 128 grados más resistente al cloro y al moho que los bañadores más baratos (sobrecosto que vale la pena). Si nada diariamente, cómprese al menos dos. Ponerse un bañador frío y húmedo, especialmente a primera hora de la mañana, no es nada agradable.

Los bañadores de mujer son más caros que los masculinos, pero en la mayoría de tiendas de artículos de natación encontrará un estante con prendas rebajadas, de la misma calidad y más baratos que los de temporada.

Trajes de baño de mujer

Los hombres y las mujeres fueron creados con físicos diferentes. Los hombres, normalmente, pueden llevar cualquier traje de baño de hombre atendiendo únicamente a la talla de

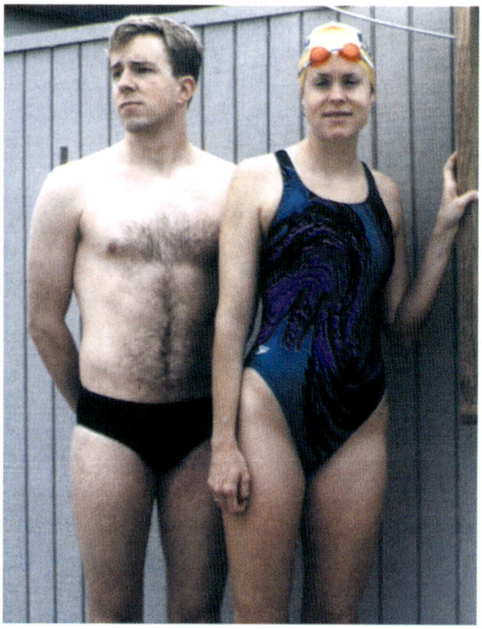

Bañadores de competición.

la etiqueta. Para las mujeres, la talla es meramente un punto de partida. La espalda y los tirantes de los trajes de baño femeninos aparecen en una gran variedad de formas. Debido a que la natación involucra tanta amplitud de movimiento de brazos y hombros, la forma en que se acople un determinado estilo de espalda y la forma en que se mueva será importante. Cuando se pruebe bañadores en la tienda, asegúrese de estirarse al máximo hacia una posición hidrodinámica y mueva los brazos alrededor del cuerpo para ver si el bañador le impide moverse con soltura. Puede que se pruebe varios modelos de distintas marcas antes de encontrar el que mejor se le adapta. Para las mujeres es especialmente importante no comprarse un bañador excesivamente holgado. Un bañador que no sea suficientemente ajustado y cómodo cogerá grandes cantidades de agua y aumentará la resistencia. Por lo general, si el tirante se estira por encima de la altura de la oreja, el bañador es demasiado grande. Las mujeres tienen la opción de un traje de entrenamiento de una sola pieza o un bikini de entrenamiento de dos piezas.

Trajes de baño masculinos

En el caso de los hombres, un bañador es siempre un bañador. Una vez haya decidido la talla que mejor le sienta, estará contento con cualquier bañador de la mayoría de las marcas. Sin embargo, hay gente que no se ve llevando uno de esos pequeños y ajustados bañadores de competición. Varias marcas ofrecen una gama de corte más largo, con piezas laterales de 12 centímetros en lugar de los 7 centímetros estándar. Si esto no le satisface y tiene que llevar un bañador ancho de playa, cosa los bolsillos de forma que no se hinchen cuando se desplace por la piscina.

Elección, uso y manejo de las gafas

Las gafas de natación mantienen una pequeña cámara de aire justo delante del ojo y poseen una lente transparente que permite una visión casi normal. También protegen los ojos de las molestias producidas por la exposición prolongada al cloro.

Los materiales modernos han hecho las gafas baratas, ajustables, ligeras y cómodas, una realidad que junto con un creciente número de usuarios dispuestos a gastar su dinero, han producido una gran gama de modelos entre los que elegir. Sin embargo, sólo unos pocos de esos estilos se le acoplarán suficientemente bien. Aparte del bañador, no hay nada que afecte más a la comodidad y gusto por la natación que un par de gafas adecuado.

- **Forma.** Existen básicamente dos tipos de formas de gafas. Las que denomino redondeadas y las ovaladas. Si encuentra un par de gafas ovaladas que se le acoplen bien, lo más probable es que éstas sean las más adecuadas. Lo mismo es aplicable si observa que unas gafas redondeadas se le acoplan bien.
- **Junta.** La junta es el material suave que permite una buena unión con la cara. Hay varios materiales entre los que elegir: espuma, silicona, polivinilo o ninguno. Por simplicidad, fácil cuidado y duración, el que carece de junta es el más adecuado. Las populares gafas de estilo sueco carecen de junta y permiten un buen ajuste a los rostros más aerodinámicos. Sin embargo, si su cara no está moldeada según el contorno de las gafas, se sentirá mejor con unas provistas de junta. Las uniones de silicona sólida o polivinilo proporcionan un buen sellado si la forma de las gafas se acopla correctamente y ofrecen una excelente resistencia al cultivo de microbios. Las uniones de espuma, aunque faciliten un buen sellado, son propensas al crecimiento de hongos y bacterias, si su mantenimiento no es correcto.
- **Antivaho.** Éste es un gran reclamo de venta para una gran variedad de estilos de gafas. Las gafas se empañan cuando la humedad del aire atrapado en la cámara de aire se condensa sobre la superficie interior como consecuencia del contacto con el agua relativamente fría del exterior. Muchas gafas alardean de sus propiedades antivaho, pero yo no he encontrado todavía, a través de experiencias y anécdotas, ningún antivaho mejor que mojar con saliva el interior de la cámara lo que evita que se empañe durante un periodo prolongado de tiempo.
- **Gafas de nadar y lentes de contacto.** Muchos usuarios de lentes de contacto tienen miedo de llevar sus lentillas con las gafas de nadar. Sin embargo, tienen menos probabilidades de perder una lente mientras nadan, que cuando se las quitan y vuelven a colocar. Una vez se acostumbre a llevar las gafas, se sentirá mucho mejor cuando nade si lleva las lentillas.
- **Gafas graduadas.** Aquellos que tienen dificultades para moverse en tierra sin gafas deben tener posibilidades de ver el reloj mientras están en el agua. Consulte con su óptico acerca de gafas de nadar graduadas o lentes acoplables a sus gafas de nadar. Existen gafas graduadas disponibles en tiendas de artículos de natación. Aunque puede que no las encuentre con su graduación exacta, es muy probable que encuentre un par que le permita leer sus tiempos de nado a lo largo de la piscina.

Por último, una vez haya encontrado las gafas adecuadas para usted, compre varios pares. Murphy tiene una ley. No puedo recordar exactamente el enunciado, pero tiene que ver con la disponibilidad, en cualquier momento futuro, del único estilo de gafas que se ajusta a su cara.

El gorro

Para cualquier persona con un pelo de más de unos centímetros, es necesario un gorro de natación. Los gorros prestan distintos servicios, entre los que destacan los siguientes:

- mantener el pelo fuera de sus ojos, nariz y boca;
- ofrecer menos resistencia al agua a causa del pelo;
- evitar que su pelo absorba demasiado cloro;
- conjuntar con su atuendo de natación, e
- indicar el club al que se pertenece.

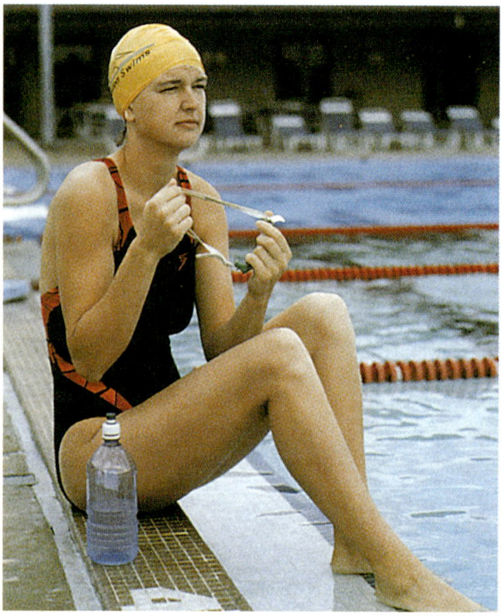

Una modesta inversión le equipará con lo esencial para nadar.

Existen tres materiales comunes en la elaboración de gorros: látex, silicona y lycra. Los gorros de látex son los más populares, menos caros y se adaptan a la mayoría de los nadadores. Los gorros de silicona son más caros, duran más (a menos que les haga el más mínimo arañazo, en cuyo caso quedan instantáneamente inservibles), son más difíciles de mantener correctamente, y funcionan para pocos nadadores. Los gorros de lycra son los menos populares, los más caros, dan un aspecto ridículo y no protegen su pelo en absoluto. No sé por qué hay quien los compra.

Independientemente del tipo de gorro que adopte, hay que secarlo a conciencia cada vez que lo utilice. Espolvoréelo ligeramente con talco antes de guardarlo. Evite dejarlo hecho una bola en el fondo de la bolsa o en el coche a temperaturas altas.

La botella de agua

A pesar de estar sumergido en agua fría, su cuerpo todavía transpira cuando nada y está constantemente desprendiendo vapor de agua mientras respira. Recuperar este agua es vital para un entrenamiento seguro y productivo. Beba antes de tener sed y beba más de lo que crea que necesita. Aunque sea en una botella de plástico llena de agua del grifo, lleve este precioso elixir de la vida a las inmediaciones de la piscina.

OTRO EQUIPO

Para aquellas personas que no se sienten a gusto si no están rodeados por toda clase de complementos, hay muchos artilugios adicionales que complementan lo básico. Indicaremos algo que no es esencial, pero que puede ser de ayuda en algunos entrenamientos.

- **Aletas de entrenamiento**. Si está siguiendo los entrenamientos de este libro, necesitará, al menos, un par de aletas. Las aletas alargan su pie y su pierna y hacen que la batida sea más eficiente. También ayudan a incrementar la flexibilidad del tobillo, a aumentar la fuerza de la pierna y a activar más masa muscular. La mayoría están hechas de goma natural, aunque hay otras fabricadas con poliuretano de alta densidad tratado térmicamente con una duración de por vida. Es aconsejable un par de aletas cortas de entrenamiento (con pala de tres a cinco centímetros de longitud) y otro par de longitud normal (la pala tiene aproximadamente la longitud del pie). Evite aletas rígidas, con una anchura superior a 1,5 veces el ancho de su pie y palas de longitud superior a la de su pie.
- **Manoplas.** Usadas de forma correcta, las manoplas le ayudan a sentir la sensación de aga-

rrarse a un punto en el agua. De la misma forma que las aletas aumentan la superficie efectiva de batida, las manoplas aumentan su superficie efectiva de tracción. Las manoplas con grandes agujeros para el paso del agua, le permiten sentir la presión sobre las palmas. Las que sobrepasan considerablemente el tamaño de la mano pueden ser perjudiciales para los hombros.

- **Tabla de flotación.** Las tablas de flotación son de espuma rígida diseñadas para mantener su parte alta del tronco y cabeza a la altura o por encima de la superficie del agua mientras bate con sus piernas, forzándole a batir hacia arriba en cierto modo. Las series de batidas propuestas en este libro son sin tabla, ya que con ello se promueve una posición más equilibrada.
- **Minutero, cronómetro, reloj de gafa.** La mayoría de entrenamientos están organizados en un esquema de entrenamiento interválico, el cual requiere controlar el tiempo de manera visible. Si la piscina que frecuenta no tiene un minutero, necesitará un reloj que controle el tiempo. Lo ideal es un minutero analógico portátil de unos 35 cm con saetas dc segundos y minutos. La esfera numerada de 0 a 60, con marcas cada 5 segundos y con pequeñas señales en medio para cada segundo. Una alternativa a un minutero es un reloj de pulsera deportivo con cronómetro. Busque uno con cronómetro multifunción, que incluya memoria de vuelta-intervalo, y cuenta adelante y cuenta atrás. Dos inconvenientes de usar un cronómetro de pulsera es que no pueda verlo mientras esté nadando, y que grabar los tiempos de vuelta-intervalo conlleva alargar la otra mano y apretar un botón, acción que le frena.

Hay un cronómetro miniatura llamado «Time Window» que se coloca en la parte frontal de las gafas de nadar, de forma que el tiempo transcurrido siempre está en su campo visual sin interferir la visión. Simplemente presionando su carcasa, el instrumento se pone en marcha, para o se pone a cero.

- **Pulsómetro.** Instrumento con una pantalla de estilo similar a la de un reloj de pulsera y un sensor que se coloca alrededor del pecho. Es el más preciso, pero mucha gente lo encuentra incómodo para un uso prolongado. Antes de invertir en un pulsómetro, pida uno prestado para probarlo.
- **Contador electrónico de brazadas.** Es un reloj de pulsera que percibe y cuenta cada brazada que se realiza; toma nota del tiempo, calcula la velocidad de nado, distancia por brazada, ritmo de nado, y tiene un índice de eficiencia de brazada. Si quiere eficiencia de nado pero odia contar las brazadas, acabará teniendo uno.

Equipación mínima

Bañador • Gafas • Gorro • Botella de agua • Toallas • Chancletas • Bolsa de deportes

Equipación complementaria

Tabla • Manoplas • Aletas de poliuretano • Aletas cortas • Contador electrónico de brazadas • Pulsómetro • Cronómetro de muñeca • Minutero analógico • Camiseta de calentamiento • Albornoz • Jabón y champú anticloro.

- **Productos químicos anticloro.** La ciencia moderna ha propiciado la fabricación de una gran variedad de champús, jabones y geles de ducha anticloro que trabajan sorprendentemente bien a la hora de eliminar el cloro de la piel y cabello.
- **Equipación para el frío.** Excepto cuando el tiempo es muy bueno, la mayoría de los nadadores llevan ropa de abrigo a la piscina. Jerseys, parcas o grandes toallas gruesas entran en esta lista.
- **Bolsa de deportes.** Tras ir con este libro a la tienda de deportes y decir «me llevaré uno de cada, y un par de esos», generalmente uno se encuentra con un montón de objetos que llevar de aquí para allá. Invierta el último dinero en dos buenas bolsas de natación. Primero adquiera una de nylon para los objetos de piscina húmedos (tabla, aletas, manoplas); luego, adquiera una bolsa de deporte convencional para el material de taquilla cotidiano. Debería tener uno o dos bolsillos de malla externos para los bañadores húmedos y gafas de nadar y un compartimento estanco para toallas mojadas. Unas chancletas también son útiles para las superficies de las piscinas constantemente mojadas.

DÓNDE NADAR

Como en cualquier actividad, el entorno afecta al disfrute, influenciando la frecuencia y persistencia en dicha actividad. A veces hay pocas posibilidades de elección. Si solamente hay una piscina disponible y una única hora al día habilitada para uso libre, entonces no hay más remedio que aceptarlo. Sin embargo, normalmente habrá una variedad de posibilidades entre las que elegir.

Natación de piscina

Una vez esté completamente equipado, ¿dónde va a poner toda su nueva mercancía para darle el mejor uso? No todas las piscinas son favorables para la natación habitual. Por lo general, hay tres configuraciones de piscinas: las largas, las cortas y las de longitud no reglamentaria.

La configuración de piscina más común es la denominada «corta». Un piscina corta tiene 25 metros de longitud y tendrá de 4 a 8 o 10 calles.

En muchas instalaciones, las limitaciones de espacio sólo permiten piscinas pequeñas. Las piscinas comunes en muchos hoteles, moteles e instalaciones deportivas son de menos de 25 m. Si se hace una buena salida con un deslizamiento hidrodinámico y una brazada eficiente, no se darán muchas brazadas antes de tener que virar.

Las calles en una piscina larga son de 50 metros. Ésta es la longitud de una verdadera piscina de dimensión olímpica (el 95 % de las piscinas denominadas como olímpicas son, de hecho, mucho más pequeñas: parece que los propietarios de hoteles y gestores de complejos de apartamentos piensan que cualquier cosa con una línea en el fondo es adecuada para propósitos olímpicos). La mayoría de piscinas largas tienen una anchura de 25 metros, de forma que durante algunos periodos de la temporada, las corcheras pueden instalarse de forma transversal, permitiendo natación de distancia corta .

Los únicos requisitos que ha de cumplir una piscina para la natación de calle son tener el agua limpia y clara, poseer una profundidad mínima de un metro y tener las calles delimitadas por corcheras flotantes que disminuyan las olas generadas. Las corcheras son cuerdas fuertemente tensadas con corchos y discos de 10 a 25 cm de diámetro dispuestos a lo largo de toda su longitud. Además de delimitar el espacio para los nadadores, las corcheras absorben la mayoría de las olas superficiales que las golpean. Sin éstas, nadar mientras otras personas usan la piscina puede ser peligroso desde el punto de vista de colisiones frontales, e incómodo debido al agua picada y turbulenta.

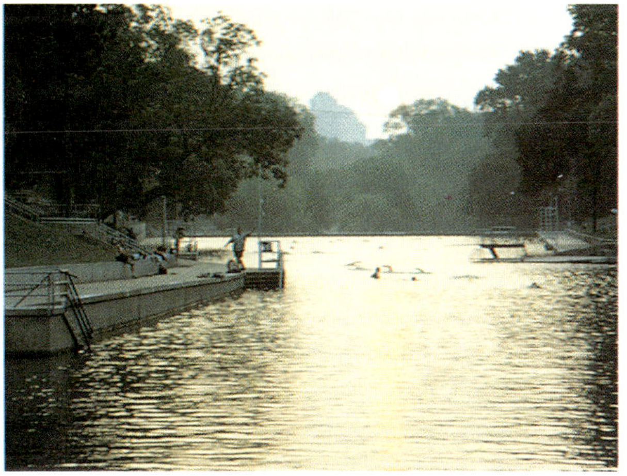

Todo el mundo necesita un cambio de ritmo y de ambiente en algún momento. Salirse de la piscina y meterse en aguas abiertas es una forma divertida de realizar un buen entrenamiento, pero asegurándose de nadar con un compañero o en grupo.

Nadar sin paredes

Como una variación a la natación en piscina, algunos nadadores reemplazan las líneas de fondo y las corcheras por un escenario más natural. Si su rutina está limitada a piscinas, se está perdiendo un mundo de aventura acuática. Prácticamente en cualquier parte donde se pueda encontrar agua clara por encima de 15 °C, habrá entusiastas de la natación en aguas abiertas. Aunque muchas personas prefieren nadar solas, los expertos aconsejan que siempre se debería nadar oportunamente supervisado y patrullado o con un compañero de velocidad similar. Aunque la natación en aguas abiertas es una forma segura para recorrer muchas millas, también es una buena forma de meterse en problemas cuando se va solo, especialmente si está nadando en un área desconocida o en condiciones a las que no está acostumbrado. La natación correctamente supervisada en aguas abiertas le da al deporte una imagen totalmente nueva. Pruebe alguna vez a nadar en el mar, en un lago o en una presa. Ahí es donde se da la verdadera natación de larga distancia; todo lo demás sólo sirve para practicar.

Otras consideraciones acerca de los lugares de nado

Existen dos temas en los que un ligero conocimiento hará su experiencia más agradable.

Temperatura del agua

Dependiendo del tipo de actividades para las que se usa una piscina, se suele mantener una temperatura determinada, que oscila entre los 25 y los 30 °C. Los 26 a 28 °C considerados óptimos para nadar en piscina puede parecerle caliente si no es consciente de la temperatura a la que normalmente está el agua. Sin embargo, el agua absorbe calor del cuerpo de una forma más rápida que el aire. Cuando se mete por primera vez, 26 °C parecerán fríos para la mayoría de la gente, pero cuando se haya movido durante unos momentos, estará bien. Un agua con una temperatura superior a 25 °C puede ser desagradablemente caliente cuando se entrena, y con un agua a una temperatura superior a 30 °C hay el riesgo de un sobrecalentamiento durante entrenamientos intensos. En el otro extremo del espectro, la mayoría de la gente puede adaptarse bien a temperaturas tan bajas como 15 °C, mientras se mantengan moviéndose suficientemente rápido como para mantener la temperatura corporal.

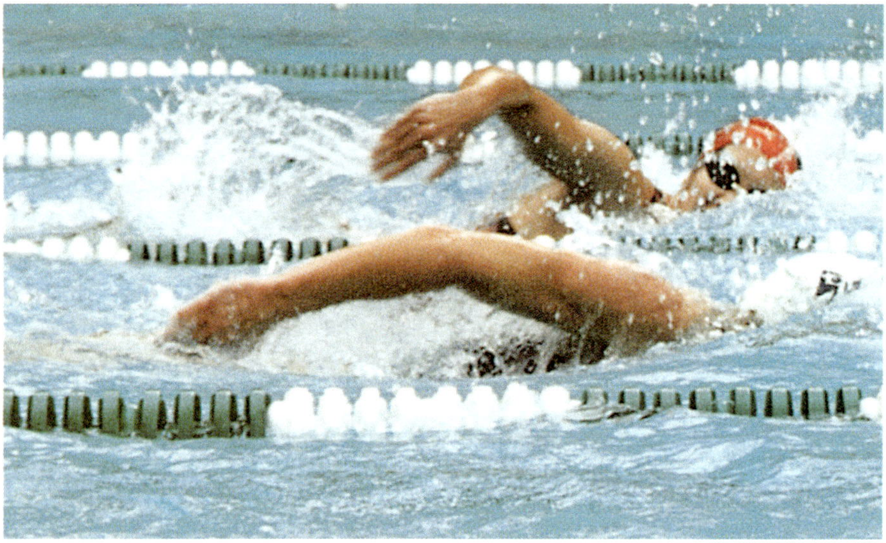

Una temperatura de agua entre 26 y 28 °C hace cualquier nado mucho más agradable.

Dependiendo de la maquinaria instalada, la temperatura de la piscina puede ser estable o variable. Las piscinas cubiertas normalmente están bien controladas, con una variación de uno o dos grados. La temperatura de las piscinas al aire libre se ve más afectada por la climatología, aunque en algunas partes del país, piscinas al aire libre operan a lo largo de todo el año; durante el invierno calentadas por sistemas de gasóleo, solares o geotérmicos, y por sistemas de torres de enfriamiento o geotérmicos durante el verano. Las aguas abiertas, por supuesto, están puramente sujetas a los antojos de la madre naturaleza.

Cloro

Una queja común de los profanos es contra el cloro. El cloro que la mayoría de los cuidadores usan para mantener saneada el agua se pega a la piel y al pelo y, una vez pegado, es tenaz. La gente con la que contactes durante el resto del día sabrá que eres un nadador debido a la «fragancia» del cloro que se desprende. Una exposición persistente al cloro puede hacer también que su pelo se malee y lo sienta como paja.

El sentido común y los artículos de aseo correctos pueden hacer desaparecer ese problema. Cuando se moja por primera vez, su piel y su pelo absorben agua. Si se ducha antes de entrar en la piscina, hay poco cloro que absorber en el agua del grifo. Si se mete directamente en el agua sin ducharse, su piel y su pelo absorben gran cantidad de agua de piscina, en la cual, el nivel de cloro es por lo general de 2 a 10 veces superior al del agua del grifo. A su elección está. Además de ducharse antes de meterse en la piscina, puede aplicar un poco de acondicionador a su pelo antes de ponerse el gorro. En cualquier caso, si es meticuloso en cuanto a su pelo, póngase el gorro.

Si sigue estas pocas sugerencias y usa los productos anticloro mencionados, evitará estos inconvenientes.

REVISIÓN DE SU CONDICIÓN NATATORIA

3

Ya tiene todo el material necesario para nadar y ha localizado una piscina casi perfecta. Todavía queda una tarea por realizar antes de que se lance de cabeza al agua y empiece a dar brazadas con total despreocupación. Debe conocer su nivel de condición física (natatoria) a partir del cual empezar su nuevo programa de entrenamiento.

Mi definición funcional de condición física es la siguiente: es la capacidad para poner de manifiesto la técnica que ha desarrollado, a lo largo del periodo de tiempo e intensidad que decida. La condición física es específica a la tarea en cuestión. Una persona puede tener una condición física muy elevada en carrera de fondo y aun así estar completamente fuera de forma para la práctica de la natación. Una persona puede tener una buena condición física para pruebas de larga distancia de natación y no tenerla para pruebas de velocidad de un largo de piscina.

Los términos salud y condición física son usados a menudo en una misma expresión, como si fueran inseparables. Aunque es verdad que si se tienen niveles altos de condición física en una amplia gama de modalidades deportivas tiene más probabilidades de disfrutar de buena salud, lo contrario no es necesariamente cierto. Puede estar sano en el sentido de carecer de cualquier enfermedad y aun así no estar preparado en absoluto para un esfuerzo físico prolongado o intenso.

VALORACIÓN DE SU SALUD Y CONDICIÓN FÍSICA

Se propone un autocuestionario para identificar cualquier contraindicación a un aumento de actividad física. A continuación le sigue una prueba de natación específica a realizar en la piscina. Los dos tests le ayudarán a determinar la necesidad de visitar a un médico antes de iniciar su programa de natación y el nivel al que debería empezarlo.

Escoja el número que mejor le describa en cada una de estas 10 áreas; luego sume sus puntuaciones. El resultado indicará si su condición física es elevada, media o baja.

Valoración de su preparación física para la natación

Salud cardiovascular: *¿Qué epígrafe describe mejor su condición cardiovascular? Ésta es una valoración de seguridad crítica antes de iniciar cualquier actividad vigorosa. (Atención: si tiene antecedentes de enfermedades cardiovasculares, empiece el programa de natación indicado en este libro únicamente tras la autorización de su médico, y posteriormente sólo con la supervisión atenta de un profesor de educación física o técnico capacitado de fitness.)*

Sin antecedentes de problemas cardiacos o circulatorios ______________ (3)
Antecedentes de molestias tratadas con éxito ______________ (2)
Existencia de problemas, pero sin necesidad de tratamiento ______________ (1)
Bajo tratamiento médico debido a patología cardiaca ______________ (0)

Lesiones: *¿Qué epígrafe describe mejor sus lesiones actuales? Éste es un test para valorar su preparación musculoesquelética ante el comienzo de un programa de natación. (Atención: si su lesión es temporal, espere a que esté curada antes de iniciar el programa. Si es crónica, adapte el programa a sus limitaciones.)*

Sin problemas actuales de lesión ______________ (3)
Dolor durante la actividad sin llegar a limitarla ______________ (2)
Nivel de la actividad limitada por la lesión ______________ (1)
Incapaz de realizar entrenamientos muy intensos ______________ (0)

Enfermedades: *¿Qué epígrafe describe mejor sus enfermedades actuales? Determinadas condiciones temporales o crónicas retrasarán o interrumpirán su programa de natación. (Mire la advertencia en el apartado de lesiones.)*

Sin problemas actuales de enfermedad ______________ (3)
Algunos problemas durante la actividad sin llegar a limitarla ______________ (2)
Nivel de actividad limitada por la enfermedad ______________ (1)
Incapaz de realizar entrenamientos muy intensos ______________ (0)

Edad: *¿Entre qué grupo de edad se encuentra? Por lo general, cuanto más joven se es, menos tiempo se ha tenido para perder la forma.*

20 años o menos ______________ (3)
Entre 21 y 29 años ______________ (2)
Entre 30 y 39 años ______________ (1)
40 años o más ______________ (0)

Peso: *¿Qué intervalo describe mejor su proximidad a su peso ideal? El exceso de grasa, la cual puede también acumularse en gente delgada, es un signo de inactividad enfermiza. Por supuesto, estar por debajo del peso tampoco es ideal.*

Menos de 1 kg de su peso ideal ______________ (3)
Menos de 5 kg por encima o por debajo de su peso ideal ______________ (2)
Entre 5 y 10 kg por encima o por debajo de su peso ideal ______________ (1)
10 kg o más por encima o por debajo de su peso ideal ______________ (0)

Frecuencia cardiaca en reposo: *¿Qué franja describe mejor su actual frecuencia cardiaca en*

(continuación)

reposo (pulso cardiaco tras despertarse por la mañana antes de levantarse de la cama)? El corazón de una persona en forma, por lo normal late más lenta y eficazmente que un corazón fuera de forma.

Menos de 60 latidos por minuto ______ (3)
Entre 61 y 69 latidos por minuto ______ (2)
Entre 70 y 79 latidos por minuto ______ (1)
80 o más latidos por minuto ______ (0)

Fumar: *¿Qué epígrafe describe mejor su historia fumadora y hábitos actuales? El fumar es el mayor demonio tras una mala salud que está bajo su control.*

Nunca he sido fumador ______ (3)
Lo fui, pero dejé de fumar ______ (2)
Fumador social, ocasional, en la actualidad ______ (1)
Fumador habitual «empedernido» en la actualidad ______ (0)

Práctica de natación más reciente: *¿Qué epígrafe describe mejor su última práctica de natación en el último mes? El mejor indicador de su práctica en un futuro próximo es su práctica en el pasado reciente.*

Nada de forma continuada durante más de 20 minutos ______ (3)
Nada de forma continuada entre 10 y 20 minutos ______ (2)
Nada de forma continuada entre 5 y 10 minutos ______ (1)
Nada de forma continuada durante menos de 5 minutos
o no ha nadado en absoluto ______ (0)

Antecedentes en la práctica de natación: *¿Qué epígrafe describe mejor su historial en la práctica de la natación? La condición física nadadora no es duradera, pero la técnica de nado, factor dominante en la habilidad de nadar, sí lo es. El hecho de haber estado involucrado con la natación en el pasado es un buen signo de que puede hacerlo de nuevo.*

Ha practicado natación durante el último año ______ (3)
Practica natación hace 1 o 2 años ______ (2)
Practica natación hace más de 2 años ______ (1)
Nunca ha practicado natación de forma regular (0)

Actividades relacionadas: *¿Qué epígrafe describe mejor su participación en otras actividades aeróbicas? Actividades de duración continuada como correr, esquí de fondo y bicicleta ayudan a establecer una buena base para la práctica de la natación. Las actividades anaeróbicas, como el levantamiento de pesas, y deportes de parada y arrancada, como el tenis, no contribuyen tanto.*

Practica actividades aeróbicas de forma regular ______ (3)
Practica actividades aeróbicas de forma esporádica ______ (2)
Practica deportes anaeróbicos, o de parada y arrancada ______ (1)
No es activo por lo general ______ (0)

Puntuación total ______

Tras determinar su puntuación total, hay que usar las escalas siguientes para interpretarla.

20 o más: Su puntuación en salud y forma física es alta para ser un nadador novato. Probablemente pueda soportar sesiones de entrenamiento en la piscina de 45 minutos de duración o más a ritmo moderado, con periodos cortos de recuperación.

10 a 19: Su puntuación se encuentra entre la media. Puede que tenga que tomar descansos de mayor duración a lo largo de la sesión de entrenamiento.

Menos de 10: Su puntuación está por debajo de la media. Puede que tenga que tomar descansos más largos y frecuentes y nadar más despacio. Empezar una nueva actividad física cuando se encuentra a niveles bajos de forma puede ser frustrante si sus expectativas son elevadas. Si ha estado inactivo durante algún tiempo, debería considerar sus asistencias iniciales a la piscina como grandes logros, incluso si se cansa con facilidad y se siente exhausto. Pasar de la inactividad a realizar actividad física es un gran cambio al que su cuerpo tardará un poco en acostumbrarse. Aun así, siga con ello, ya que cuanto menor sea su nivel de condición física inicial, mayor será la recompensa en el futuro cercano.

EVALUACIÓN DE SU CONDICIÓN NATATORIA

Bueno, es hora de prescindir de los aspectos teóricos de papel y lápiz, y de mojar el nuevo traje de baño, gafas y gorro. Su evaluación inicial está a punto de empezar, pero no puede hacerlo ahí sentado en una silla, así que vamos a la piscina.

Este test se llama test de natación T-15. Es una prueba de natación de 15 minutos en la que se mide la distancia recorrida. Su objetivo es ver qué distancia uno es capaz de nadar en un periodo de 15 minutos. Este test es un excelente indicador práctico de la habilidad para nadar. La habilidad de nadar eficientemente es considerada como la suma de la técnica en un 70 % y de la condición física en un 30 %. Este test es una forma ideal de estimar al mismo tiempo el nivel técnico y la condición física.

Una persona puede tener un nivel elevado de condición física general y debido a carecer de una correcta técnica de nado no ser capaz de nadar una gran distancia en 15 minutos, debido al elevado gasto energético en cada vuelta. Por otra parte, consideremos a una persona ex nadadora de nivel de competición de elite, sedentaria durante los últimos 10 años y con un nivel de condición física pobre en la actualidad. Puede que nade una distancia mayor en este test debido a su excelente técnica, que le permite un menor gasto de energía en cada vuelta.

Para que un programa de entrenamiento de natación sea agradable y productivo, el régimen de entrenamiento en que se enrole debe incrementar ambos elementos de la habilidad de nado, la técnica y la condición física. Si ésta es la razón por la que compró este libro, enhorabuena, va por muy buen camino.

Una vez haya anotado la información, nade o desplácese lentamente al menos durante 5 minutos para recobrar el estado de calma. (Consejo: para anotar fácilmente la información en el borde de la piscina, utilice papel impermeable.)

Test de natación T-15

1. Nade en cualquier estilo o combinación de estilos la máxima distancia que le sea posible durante un periodo de 15 minutos. Debe contar las vueltas. (Una vuelta en una piscina son dos largos y significa, como en una pista de atletismo, volver al lugar de inicio. En una piscina de 25 metros, una vuelta son 50 metros, y en una de 50 metros, una vuelta son 100 metros.) Esfuércese por un ritmo uniforme a lo largo del nado. Evite acelerar al final. Durante el nado, si necesita parar y descansar durante periodos cortos, puede hacerlo. Sin embargo, el reloj sigue contando y estos periodos de descanso suman parte del periodo transcurrido.
2. Al final del nado, finalice la vuelta en la que se encuentre cuando el minuto 15 se cumpla. Anote el tiempo transcurrido cuando complete esa vuelta. Eso significa que el tiempo será algo superior a 15 minutos. (Por ejemplo, cerca del fin del nado, alcance la pared con un tiempo de 14:40. Tiene que nadar una vuelta más. Cuando complete esa vuelta el reloj marcará 15:30. Entonces habrá acabado.)
3. Tras completar el nado, tome su frecuencia cardiaca inmediata (FCI). Si tiene un pulsómetro, tome la primera lectura estable. Si éste no es el caso, tome su frecuencia cardiaca manualmente (más información sobre frecuencia cardiaca y cómo tomarla se ofrece en la segunda parte.)

Una vez haya completado el nado, recoja y guarde cuatro elementos de información, como se muestra en la siguiente tabla. (Las cifras de esta tabla proporcionan un ejemplo de los posibles resultados de un test T-15. No son una referencia que deba intentar obtener.)

Ejemplo de resultados de un test T-15" de natación

Información a anotar	Ejemplo de distancia y tiempo
Número de metros nadados	950
Su frecuencia cardiaca inmediata al finalizar el nado	150
Tiempo de nado transcurrido	15:30
Ritmo de nado a los 100 metros (mírelo en la tabla de la pág. 181)	1:37, 8

El último dato a anotar es su ritmo de nado –su ritmo medio cada 100 metros durante el nado–. Éste es el ritmo más rápido al que puede nadar durante un periodo prolongado, e indica de forma combinada su nivel de condición física y de técnica. La tabla de la página siguiente proporciona referencias sobre la correspondencia entre el nivel de condición física y de técnica con los intervalos de ritmo de nado.

Repetir el test

El test T-15 puede repetirlo a menudo, quizás una vez por semana. Existen tres formas de notar un progreso en su realización: si nada a un ritmo medio más rápido (tabla de ritmo de nado a los 100 metros en el apéndice A), si nada al mismo ritmo pero muestra una frecuencia cardiaca instantánea inferior, o si la media del número de brazadas es inferior (a medida que lea este libro y empiece a realizar algunas prácticas tomará conciencia del número de brazadas que realiza por cada largo de piscina). A largo plazo, la mejor forma de conseguir las mejores marcas en el T-15 es centrar sus esfuerzos en la técnica y la eficiencia.

Estimación de niveles de condición física y técnica a varios ritmos de nado	
Ritmo de nado a los 100 metros	**Nivel combinado de condición física y técnica**
1:20 o menos	Superior
1:21-1:40	Alto
1:41-2:00	Medio
2:01-2:30	Medio-bajo
2:30 +	Bajo

Tras haber nadado varios T-15 se sentirá suficientemente seguro como para realizar prácticas de T-20. El concepto y ejecución son los mismos que en el T-15, excepto que se utiliza un periodo de nado de 20 minutos en lugar de 15. Con el tiempo ascenderá a prácticar T-30. Utilice las tablas T-20 y T-30 del apédice A para valorar su progreso en los tests T-20 y T-30.

Localice en el capítulo 14 una tabla en blanco que pueda fotocopiar para realizar un seguimiento de sus actuaciones en los T-15, T-20 y T-30, de forma que pueda ver fácilmente el progreso a lo largo del tiempo.

Natación golf (Swimming golf)

Natación golf es más un test de habilidad técnica que de condición física, y se puede usar como referencia para indicar una mejora técnica al cabo del tiempo. Las reglas son las siguientes:

1. Nadar 50 metros, contando el número total de brazadas realizadas (cuente una por cada mano que introduzca por delante suyo). Por ejemplo, si está en una piscina de 25 metros de longitud y realiza 21 brazadas en el primer largo, seguidas de 22 brazadas a la vuelta, su total es de 43.
2. Al final del nado, anote en segundos el tiempo de nado transcurrido. Digamos que tarda 47 segundos en nadar la distancia.
3. Sume el número de brazadas al número de segundos. El total es su puntuación en esa prueba de natación. Añada las 43 brazadas a los 47 segundos para un total de 90.
4. Descanse tanto tiempo como quiera, y repítalo desde el paso número 1, esta vez intentando conseguir una puntuación inferior (de aquí el nombre de «natación golf»).
5. Realice esto 4 veces y calcule la media de las puntuaciones. Éste es su par para la próxima vez. Sus puntuaciones son 90, 89, 89 y 88. Su media, o nuevo par, es 89.

Los mejores nadadores consiguen un número de brazadas inferior y menos segundos que los nadadores menos dotados. En un grupo profesional medio, las puntuaciones en un test de natación golf a estilo libre sobre una distancia de 50 metros puede fácilmente oscilar entre 40 hasta más de 100. Intente reducir la puntuación disminuyendo el número de brazadas y los tiempos de nado. Empiece disminuyendo el número de brazadas. Una vez se sienta cómodo con un número de brazadas inferior, incremente el ritmo sin añadir ninguna brazada. Cada vez que consiga una nueva puntuación inferior, se habrá convertido en un mejor nadador.

Si nada con otros, esta prueba permite a gente con distintas habilidades competir entre sí. Dos nadadores expertos en este test pueden realizar series de 50 alternativas y comparar sus

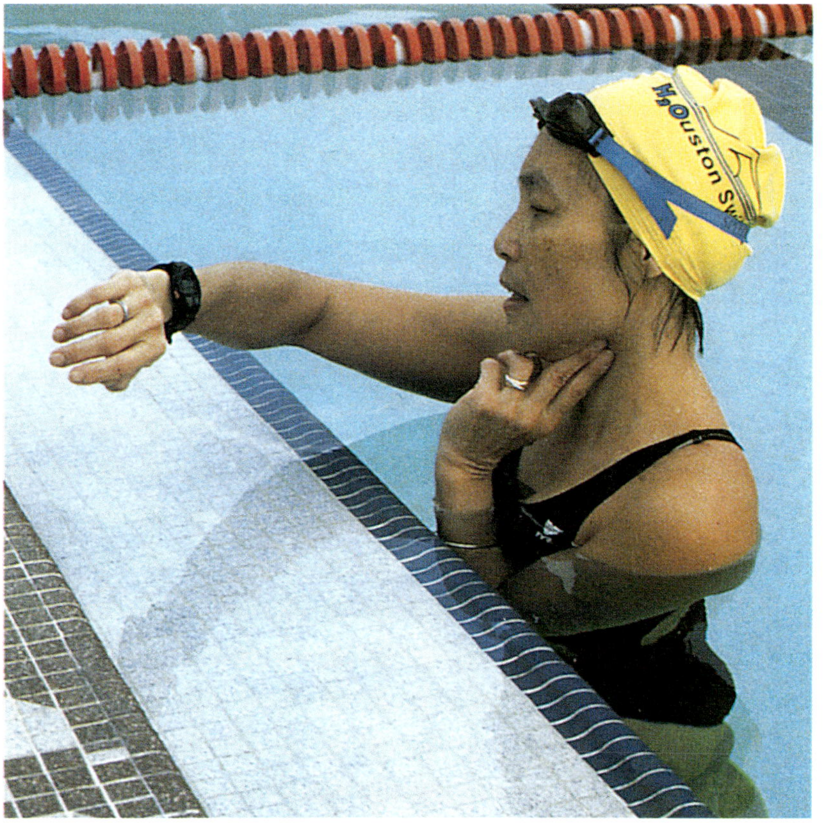

Asegúrese de tomar su frecuencia cardiaca inmediatamente al finalizar el test de natación T-15.

puntuaciones en cada serie con su par personal, contabilizando las puntuaciones de varios 50. El anotar los números entre series en esas pequeñas hojas impermeables facilita el control de los resultados. Ver el capítulo 14 en busca de una tabla en blanco que puede fotocopiar para apuntar los resultados de las actuaciones en la prueba natación golf, con las que fácilmente podrá ir viendo su progreso.

4

NADAR CORRECTAMENTE

Admitámoslo, el cuerpo humano no fue diseñado para nadar. Sin embargo, los avances de la civilización nos han permitido jugar con la naturaleza, y con ello hemos conseguido modestos progresos en el desplazamiento acuático.

LA NATACIÓN ES UN DEPORTE TÉCNICO

Comparado con la natación, correr sí es una actividad para la que el cuerpo humano fue diseñado. Correr y hasta cierto punto, montar en bicicleta, implican patrones y movimientos simples e instintivos. Los deportistas han descubierto que en ambos deportes la velocidad, resistencia y técnica mejoran drásticamente aumentando solamente el tiempo y la intensidad del entrenamiento. Ésta es la razón por la cual la mayoría de planes de entrenamiento de atletismo o ciclismo se concentran principalmente en actividades para mejorar la condición física, más que en actividades para mejorar la técnica.

La natación es un deporte completamente distinto. La gente piensa en la natación prácticamente con los mismos parámetros que lo hace respecto del atletismo o del ciclismo: métase en el agua y, haga lo que haga, aumentando la duración, la intensidad y la velocidad conseguirá ser un mejor nadador. Hasta cierto punto esto es verdad. Sin embargo, la natación consiste en el conjunto de movimientos rítmicos y repetitivos más complejo que existe en cualquier otro deporte. La natación involucra el trabajo de un mayor número de grupos musculares, en perfecta coordinación con mayores amplitudes de movimiento que ninguna otra actividad repetitiva e intensa. La coordinación requerida para ejecutar brazadas fluidas y eficientes está casi por encima de lo comprensible. Además, debido a que la posición y los movimientos propios de la natación no son naturales, hemos comprobado que el mero hecho de nadar no es suficiente para mejorar la técnica.

Lo que ofrece este libro es un verdadero y comprobado método para perfeccionar la habilidad del estilo libre que ya posee y añadir nuevos recursos a su habilidad. Esto se realiza dentro de un marco de ejercicios de práctica y acondicionamiento, presentados en un formato de trabajo gradual.

EL ESTILO LIBRE DE NATACIÓN

Con diferencia, el estilo de natación más popular es el conocido como «libre». En la natación competitiva existen cuatro estilos reglamentados: mariposa, espalda, braza y estilo libre. Los tres primeros tienen reglas específicas y restrictivas que regulan la forma de nadar. Por el contrario, con arreglo a las reglas, puede nadar una prueba de estilo libre de cualquier forma que elija, mientras complete la distancia sin tocar el suelo, las paredes ni las corcheras.

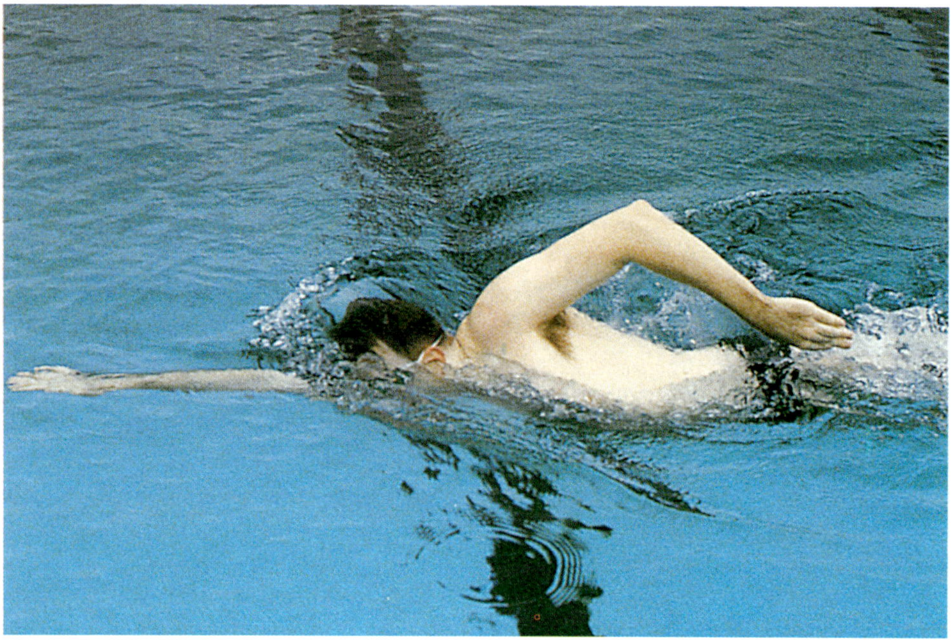

Sólo con entrenar más y más duro no se llega a ser un nadador más rápido. Sólo se llega a ser un nadador en mejor forma. Aprender una técnica correcta es más importante que la forma física para mejorar a largo plazo.

La mayoría de los nadadores realizan alguna variación del estilo de crol en las pruebas de estilo libre. Esto se debe a que, realizado correctamente, este estilo es el modo más rápido y eficiente de desplazarse por el agua. Por ello, el término estilo libre se ha convertido en el término estándar del crol. En círculos de natación, el término crol es casi inexistente.

Además de ser el estilo más rápido, es el más fácil de enseñar y aprender. Esto probablemente explica por qué el estilo libre es el favorito, de forma abrumadora, dentro de la natación utilitaria. Este libro se centra en perfeccionar y entrenar el estilo libre. Sin embargo, muchos conceptos, fundamentos y ejercicios que se detallan en este capítulo, y que se desarrollan dentro de los entrenamientos en los capítulos siguientes, sirven también para uno o más de los otros tres estilos.

LA RESISTENCIA DEL AGUA

El agua es aproximadamente 1.000 veces más densa que el aire. Al contrario que en las carreras a pie, en las cuales la mayor parte de la energía que se transmite al suelo se convierte en movimiento hacia delante, en natación la mayor parte de la energía se destina a vencer la resistencia del agua. Los mejores nadadores del mundo, en el mejor de los casos, tienen una eficiencia del 9 %. Como máximo, el 9 % de la energía que gastan es destinada al avance. Gastan el 91 % restante en vencer las distintas formas de resistencia. Los nadadores menos expertos no son tan eficientes, puede que únicamente un 2 % de su esfuerzo se convierta en avance. Por ello tiene sentido emplear la mayor parte de nuestro tiempo de práctica aprendiendo a combatir (o con mayor propiedad, a evitar) estas duras fuerzas de la naturaleza.

Tres tipos de resistencia

Existen tres tipos principales de resistencia que actúan sobre el cuerpo del nadador de forma externa durante su desplazamiento por el agua.

1. **Resistencia de forma.** Es la resistencia debida a la forma del objeto que se desplaza por el agua. Reduciendo el área de superficie frontal que entra en contacto con el flujo de agua aproximante, se reduce la resistencia de forma. Esto significa mantener el cuerpo de forma constante y equilibrada en una posición lo más horizontal posible, manteniéndolo aplanado y estirado durante el nado. También significa eliminar movimientos innecesarios. Si guarda una posición perfectamente hidrodinámica, cualquier movimiento que realice aumenta la resistencia de forma, por lo que debe evitar movimientos por encima de los mínimamente necesarios para propulsarse. Al igual que un constructor de barcos moldea los cascos de los yates de competición alargados y estrechos y no planos y cuadrados, nosotros queremos estrechar la forma y perfil del cuerpo humano mientras nada, y mantenerla. Un nadador que entienda y aplique los conceptos de equilibrio e hidrodinámica puede reducir de forma drástica la resistencia de forma.

La mayor fuente de resistencia en natación es la resistencia de forma. Reduciendo el área frontal que entra en contacto con el flujo de agua aproximante puede reducirse espectacularmente la resistencia de forma.

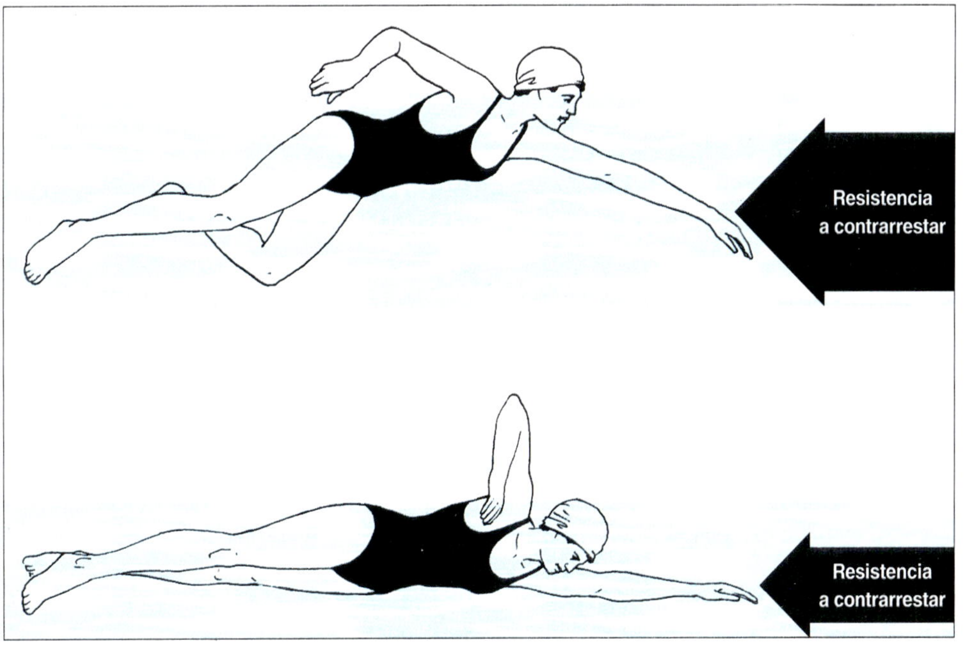

2. **Resistencia de onda.** Es la resistencia que encuentra un cuerpo como resultado de crear una estela, al igual que lo hace un barco. Para que el cuerpo se mueva hacia delante a través de la superficie debe desplazar el agua de su camino, en forma de ondas que se alejan del cuerpo en movimiento. El crear estas ondas conlleva energía, que es aportada por el nadador en su totalidad. La cantidad de energía requerida depende en gran medida de lo lejos que deba viajar el agua para apartarse del camino del cuerpo. Cuanto más ancho sea el camino descrito por el nadador sobre la superficie, mayor será la onda y la cantidad de energía empleada en vencer su resistencia.
3. **Resistencia de rozamiento.** Es la resistencia causada por la fuerza de fricción de un cuerpo en movimiento en el agua. Podemos reducir esta resistencia no mediante la técnica, sino mediante preparación y equipamiento. Los bañadores y los gorros de natación correctamente ajustados ayudan a conseguir este resultado. Afeitarse el vello corporal o llevar un bañador de competición especial en los que se usan materiales de alta tecnología para reducir la absorción de agua, también reduce el rozamiento.

Minimizar la resistencia

Quizás el mejor consejo para minimizar la resistencia de cualquier tipo es, primero, ser consciente de ella, y segundo, actuar en consecuencia. Utilice sus sentidos para obtener información acerca del lugar donde está contrarrestando el agua. Preste atención a los sonidos de chapoteo e intente eliminarlos. Intente sentir movimientos suaves y deslizantes de todas las partes del cuerpo, en lugar de movimientos bruscos y bastos. Debe deslizarse por el agua más que arar a través de ella. Busque burbujas grandes y numerosas a su alrededor, signo seguro de acciones causantes de turbulencias. Hemos adaptado gran parte de nuestro entrenamiento con el fin de realizar los ajustes necesarios para reducir o eliminar estos indicadores de resistencia y los movimientos y posiciones que los generan.

Las tareas técnicas y la aproximación al entrenamiento de la natación descritos en este libro le ayudarán a minimizar las resistencias de cualquier tipo a la hora de nadar. Incluso reducirá la resistencia interna causada por la tensión muscular indeseada o pobre amplitud de movimiento articular a medida que perfeccione su técnica y mejore su flexibilidad. No hace falta decir que cuanto menor sea la resistencia contra la que luche, más eficiente será en el agua. Tendrá mayor control sobre su entrenamiento, tendrá mayor pericia como nadador, disfrutará más y se sentirá mejor cada vez que lo realice.

ENTRENAMIENTO MEDIANTE TAREAS TÉCNICAS

Hemos diseñado un programa de acondicionamiento físico mediante tareas y ejercicios que le permitirán practicar de forma gradual excelentes habilidades técnicas, mientras potencia la musculatura y amplitud de movimiento requerida para ejecutar esas habilidades de forma repetida durante largas distancias.

A continuación se muestra una serie de tareas técnicas que enseñan a su cuerpo cómo se siente al estar en la posición correcta y al realizar los movimientos correctos, que con el tiempo formarán parte de una técnica de estilo libre eficiente. Es aconsejable que dedique tiempo a cada tarea antes de empezar entrenamientos completos. Realice todos estos ejercicios con una batida suave. Es aconsejable llevar aletas para realizar cualquier ejercicio que no se domine todavía.

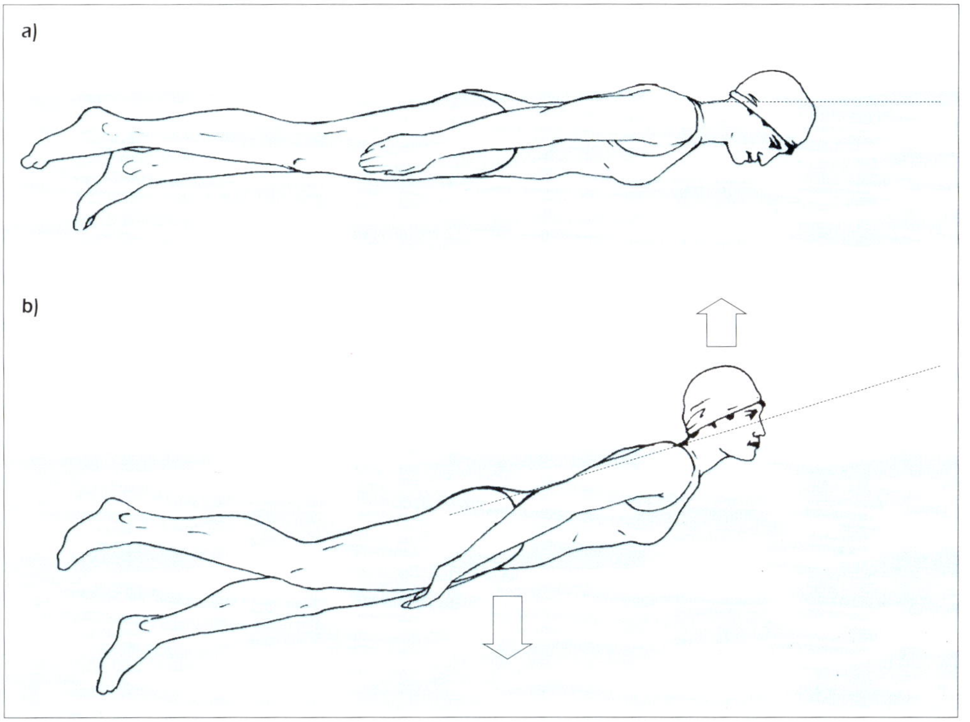

a) Mantener la coronilla de su cabeza alineada con su columna le ayudará a mantenerse en equilibrio. b) El elevar la cabeza por encima de la línea de la columna, incluso mínimamente, provocará un hundimiento drástico e inmediato de las caderas hacia el fondo de la piscina, destruyendo el equilibrio. La línea discontinua de cada figura representa la línea de la columna vertebral.

EQUILIBRIO

Nuestras primeras prácticas se llaman tareas de equilibrio. Ellas enseñan al cuerpo la sensación de sentirse en equilibrio en el agua. Para todos, a excepción de los mejores nadadores, el sentido del equilibrio en el agua no está muy bien desarrollado. Por una parte, debido a que no hemos pasado tanto tiempo en el agua como sobre la tierra, y por otra, porque las consecuencias de no estar equilibrado en el agua no son tan extremas como lo son en tierra. De hecho, la mayoría de la gente no conoce la sensación de estar en correcto equilibrio en el agua.

¿Qué significa estar en equilibrio en el agua?

En general, una posición equilibrada en el estilo libre es aquella en la cual la cabeza, tronco, cadera y piernas están alineados y paralelos a la superficie del agua. Esta posición proporciona una resistencia frontal mínima. El concepto de equilibrio es fundamental para nadar eficientemente.

Muchos nadadores son conscientes de la necesidad de mantener su cuerpo entero paralelo a la superficie, pero lo realizan de forma incorrecta. Utilizan una potente batida para elevar las caderas y piernas hasta la superficie. La batida consume una cantidad de energía tremenda.

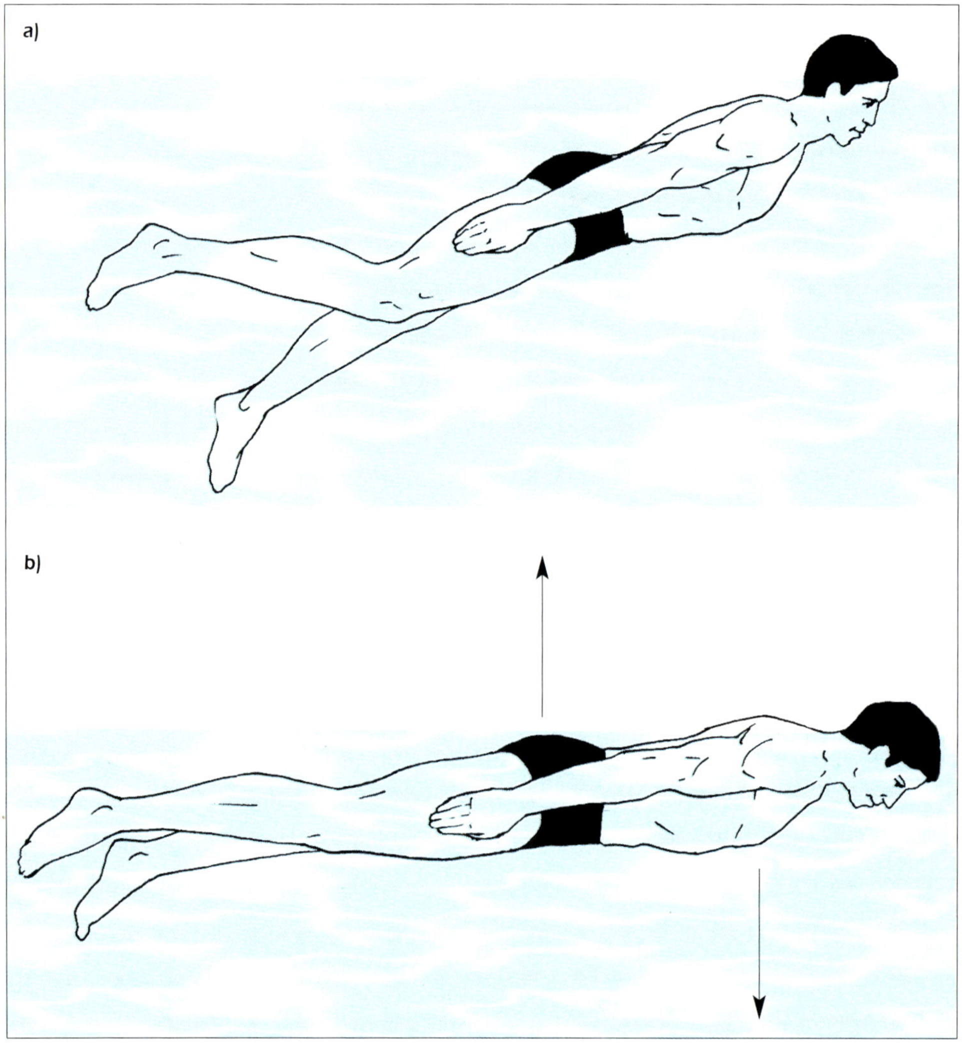

Poniendo presión sobre su flotador, mantendrá una correcta posición hidrodinámica en el agua; a) apóyese sobre su pecho y sienta cómo se elevan sus piernas hacia la superficie. b) Con la cantidad adecuada de presión sobre su pecho, sentirá su cuerpo entero sostenido en una posición equilibrada.

Los grandes nadadores utilizan una postura distinta que requiere poco o ningún gasto de energía para conseguir esta posición equilibrada. Aquí exponemos algunas claves para conseguir y mantener el equilibrio mientras se nada.

- **Mantener la cabeza alineada.** Con un peso de 6 a 8 kg, la cabeza y su posición tienen una gran influencia en el equilibrio del cuerpo en el agua. La coronilla de la cabeza debe estar alineada con la columna. Elevar la cabeza por encima de esta línea provoca una gran fuerza en sentido descendente sobre las caderas, provocando su hundimiento. Puede fácilmente sentir esto tumbándose boca abajo sobre el suelo, con las manos a lo largo del cuerpo y despegando la cabeza del suelo hacia arriba. Sentirá las caderas presionando contra el suelo. La posición de su cabeza tiene una importancia crítica en el mantenimiento de una posición equilibrada. Cuando está en equilibrio, ya sea sobre el estómago, el costado o la espalda, aproximadamente sólo entre un cuarto y un tercio de su cabeza estará expuesta por encima de la superficie. El resto estará sumergido en el agua.

- **Presionar el flotador.** Los pulmones son literalmente un flotador que provoca que la porción superior del cuerpo flote. Por el contrario, el centro de masa, localizado cerca del ombligo, causa el hundimiento de las piernas y caderas. Imagínese una tabla de natación colocada sobre la superficie del agua. Si presiona sobre un extremo de la tabla, el otro extremo se eleva. Presionando su flotador (pulmones o zona de pecho) hacia el fondo o apoyándose sobre él, se elevan las caderas del mismo modo que al presionar sobre un extremo de la tabla se eleva el otro extremo. La sensación global que deberá conseguir al presionar su flotador es la de estar ligeramente inclinado hacia abajo. Analizaré el concepto de mantener el equilibrio manteniendo la cabeza alineada y presionando el flotador (pecho) hacia el fondo a lo largo de esta sección.

Las tareas de equilibrio que usamos se dividen en dos grupos: tareas de equilibrio estático, las cuales le enseñan cómo se siente al estar en equilibrio en una variedad de posiciones, y tareas de equilibrio dinámico, las cuales le enseñan cómo permanecer en equilibrio al pasar de una posición a otra.

Tareas de equilibrio estático

A medida que realicemos las tareas introduciré algunos términos y conceptos con los cuales puede que no esté familiarizado, y los definiré o explicaré al final de la tarea. Además, cada tarea tendrá uno o más puntos de referencia, que le ayudarán a saber si la está realizando correctamente.

Equilibrio anterior (boca abajo) (EA)

Empujarse desde la pared sobre el estómago, con ambos brazos a los lados del cuerpo y empiece a batir suavemente. Mantener la cabeza alineada. La coronilla debería mantenerse en línea con la columna vertebral y la nariz apuntando hacia el suelo de la piscina. Presionar ligeramente el flotador (pecho) hacia el fondo. Esto elevará las caderas hacia la superficie. Cuando necesite respirar, eleve la cabeza hacia enfrente y tome una bocanada de aire. A continuación meta la cabeza de forma que la coronilla quede alineada otra vez con la columna e imprima de nuevo presión sobre el flotador (pecho). Cuando eleve la cabeza, las caderas y piernas se hunden rápidamente hacia el fondo. Note también que tan pronto como alinee la cabeza con la columna y presione sobre el flotador (pecho), recobra de nuevo el equilibrio.

Punto de referencia

El cuarto posterior de su cabeza, sus escápulas y las nalgas estarán expuestos al aire cuando esté equilibrado.

Equilibrio posterior (boca arriba) (EP)

Empujarse desde la pared, en posición dorsal, con los brazos estirados a lo largo del tronco, nariz apuntando hacia arriba y respirando libremente. Empiece a batir con suavidad. Presione ligeramente su flotador (pecho) y apóyese sobre el punto situado entre las escápulas hacia el fondo.

Punto de referencia

Cuando está en equilibrio, sólo aproximadamente un cuarto de su cabeza (es decir, sólo su cara) sobresaldrá por encima de la superficie del agua. Sus orejas estarán sumergidas, la pelvis debería estar a un par de centímetros de la superficie y sus rodillas o pies pueden ocasionalmente romper la superficie al batir.

Equilibrio en deslizamiento lateral (EDL)

Empujarse desde la pared sobre el costado, con el brazo inferior extendido hacia el final de la piscina, su otro brazo ligeramente pegado al tronco y la nariz orientada hacia arriba, respirando libremente. Empiece a batir con suavidad. La parte posterior de su cabeza debería estar en contacto, o casi en contacto, con el brazo extendido hacia delante. Permanezca en esta posición lateral con la nariz hacia arriba durante todo el largo de la piscina. Realice esta tarea sobre ambos lados.

Punto de referencia

Cuando esté en equilibrio sobre el costado, podrá sentir una franja de piel expuesta al aire a lo largo de todo el brazo, desde el hombro hasta la cadera. Aumentando la presión sobre el flotador (pecho), apoyándose sobre su axila inferior, ayudará a conseguirlo. El brazo extendido hacia delante debería notarlo carente de peso. Fijarse en que cuando la cabeza está en equilibrio debería estar en la misma posición que en el ejercicio de equilibrio posterior: orejas sumergidas, nariz orientada hacia arriba y únicamente un cuarto de su cara expuesta al aire.

Tarea de equilibrio en deslizamiento lateral.

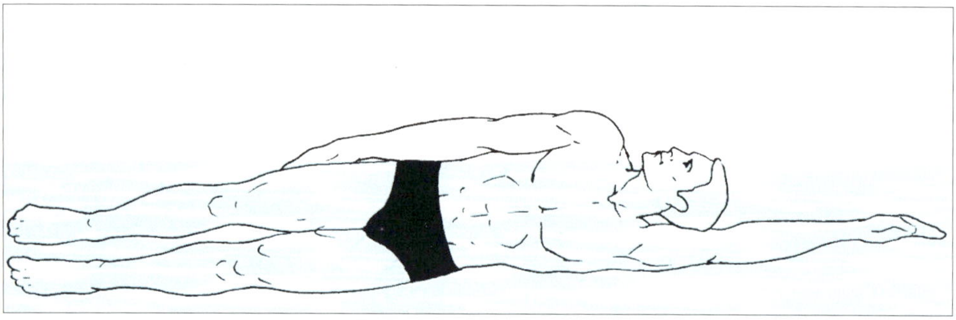

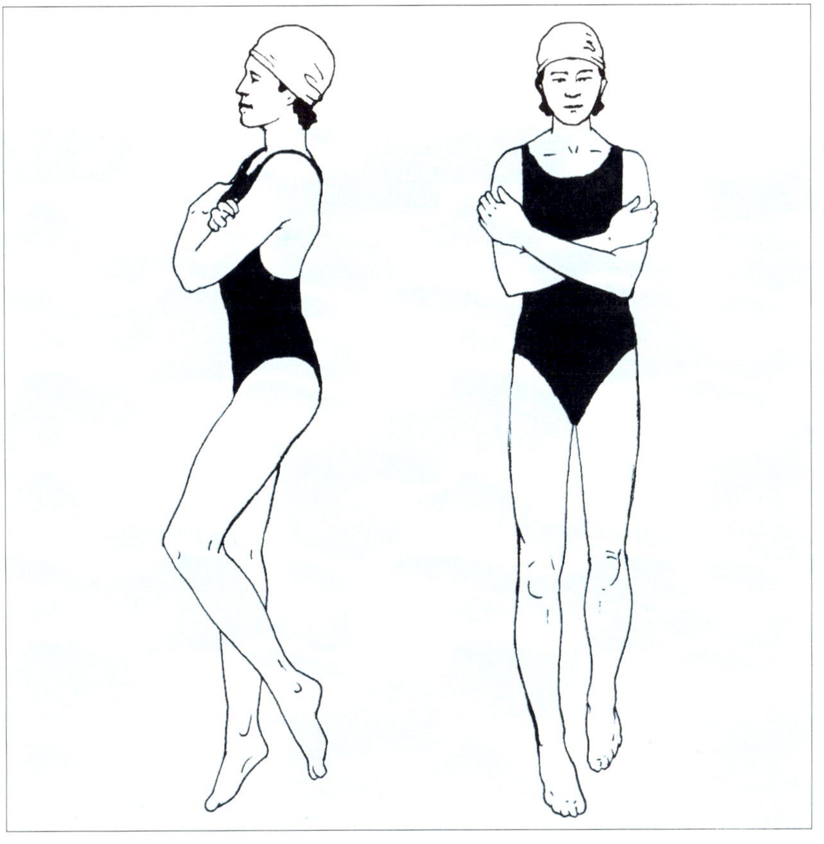

Tarea de batida vertical.

Batida vertical (BV)

Desplazarse a una zona de la piscina de mayor profundidad que su altura. Como el nombre indica, es una tarea de batida en posición vertical. Colocar ambos brazos, uno sobre el otro, contra su pecho y empiece a batir para mantener su cabeza a flote, con la nariz y boca fuera del agua. Mantener la posición vertical de la espalda y cabeza, resistiendo la tentación de inclinarse hacia delante. Batir principalmente desde las caderas, permitiendo a sus rodillas ceder ligeramente a la presión del agua, y mantener los tobillos relajados. Mantener una batida rápida y corta. Batir de esta forma durante 15 segundos y descansar (cogerse a la corchera o a un lateral) durante 15 segundos. Empezar con algunos ejercicios de esta actividad, quizás 6 repeticiones de 15 segundos de batida seguidos de 15 segundos de descanso. Una vez tenga más confianza, aumentar las repeticiones. Puede regular el grado de dificultad y entrenamiento de la tarea manteniendo los brazos justo por encima de la superficie, encima de la cabeza, o en completa prolongación del cuerpo durante la batida.

Aunque la batida vertical no es técnicamente una tarea de equilibrio, es excelente en las primeras fases del entrenamiento. La mayoría de nadadores adultos utilizan grandes cantidades de energía durante la batida mientras nadan. Existen varias razones: 1) están utilizando la batida para elevar la cadera y las piernas hasta la superficie (sabe que presionando sobre su pecho se soluciona este problema); 2) están realizando una extensión pobre de tobillo (ahora sabe que las aletas solucionan este problema); o 3) el nadador está batiendo con un movimiento incorrecto de piernas: haciendo la bicicleta o batiendo de rodilla. La batida vertical solucionará estos problemas de la forma más rápida que conozco. El instinto de supervivencia permitirá a su sistema neuromuscular averiguar rápidamente los movimientos más efectivos para mantener despejada su vía aérea. Si esta tarea le resulta imposible realizarla tal y como se ha descrito, utilice aletas durante algunos días y posteriormente se deshace de ellas.

Tareas de equilibrio dinámico

Las siguientes tareas le ayudarán a saber cómo mantener el equilibrio durante movimientos simples.

Equilibrio en deslizamiento lateral con respiración (EDLR)

Este ejercicio es igual al de equilibrio en deslizamiento lateral, pero en esta ocasión, una vez en equilibrio y tras haber realizado varias respiraciones con la nariz orientada hacia arriba, hay que girar la cabeza de forma que la nariz quede orientada hacia el suelo de la piscina y espirar dentro del agua. Tras haber espirado, girar la cabeza de nuevo hasta quedar con la nariz orientada hacia arriba. Realizar varias respiraciones en esta posición antes de realizar otra espiración dentro del agua. La única parte que se mueve en este ejercicio es la cabeza. El cuerpo debería mantenerse en equilibrio en la misma posición lateral durante todo el ejercicio. A medida que practique, disminuya cada vez el número de respiraciones realizadas en la posición con la nariz orientada hacia arriba, hasta llegar a una única respiración por giro. Realice esta tarea por ambos lados.

Punto de referencia

Cuando la nariz queda orientada hacia arriba, la cabeza debería quedar en la misma posición que en el ejercicio de equilibrio lateral: orejas sumergidas. Cuando la nariz apunta hacia el fondo, únicamente el cuarto posterior de la cabeza debería sobresalir. El propósito es girar la cabeza como si estuviera en un pincho (sobre la coronilla y columna vertebral) sin doblarlo. Intente sentir esa franja de piel seca bajo su brazo, desde el hombro hasta la cadera, durante toda la realización del ejercicio. Hay una tendencia a elevar la cabeza al recobrar la posición de nariz hacia arriba. Esto conlleva el hundimiento de las caderas, y sentirá el nivel del agua subir a lo largo del costado hacia el hombro, indicando la pérdida de equilibrio.

Una tendencia común en esta tarea es permitir al brazo extendido hacia delante caer hacia el fondo en el momento en el que la cabeza se gira para coger aire. Éste es el resultado de elevar la cabeza ligeramente. La solución es estar atento a mantener el brazo extendido sin hacer fuerza, apuntando hacia la pared opuesta. Al girar la cabeza, presionar la parte lateral y posterior de la cabeza hacia el fondo de la piscina. Intentar mantener el contacto, o al menos durante una distancia mínima, entre la parte posterior de su cabeza y el brazo extendido. Incluso puede elevar ligeramente el brazo extendido –2 o 3 cm– hacia la superficie del agua cuando gire para respirar.

Rotación equilibrada del cuerpo (REC)

Empujarse desde la pared en la misma posición de equilibrio anterior, sobre el estómago con los dos brazos estirados a lo largo del cuerpo y la nariz orientada hacia el fondo de la piscina, y empezar a batir suavemente. Mantener la coronilla alineada con la columna y hacer la suficiente presión sobre el flotador (pecho) para estar equilibrado. Cuando necesite dar una bocanada de aire, gire sobre su espalda, manteniendo los brazos a lo largo del cuerpo y manteniendo la presión sobre el flotador (pecho) al tiempo que gira. Empiece a girar el cuerpo antes que la cabeza. Si lo hace así y mantiene la presión sobre el flotador (pecho), ya estará en una posición equilibrada cuando se coloque sobre su espalda (la misma posición que en la posición de equilibrio posterior). Permanecer en equilibrio sobre la espalda mientras respira libremente. Una vez esté seguro/a de estar en equilibrio y haya realizado un par de respiraciones, girar de nuevo sobre el vientre. Empiece a girar el cuerpo antes que la cabeza, y mantenga la presión sobre el flotador (pecho) mientras lo hace. Realizar el giro sobre ambos lados.

Punto de referencia

Al girar desde la posición ventral a la dorsal, debería notar la franja comprendida entre hombro y cadera expuesta al aire al mismo tiempo. Lo mismo sucede al pasar de la posición dorsal a la ventral. Es posible que sienta que necesita mayor presión sobre el pecho para guardar el equilibrio cuando está sobre el costado. Puede que exista una gran tendencia a girar la cabeza antes que el cuerpo. Esto siempre se refleja en la elevación de la cabeza y pérdida de equilibrio.

INTEGRACIÓN DEL ESTILO

Nuestros próximos ejercicios tienen como objetivo la integración del estilo. Trabajaremos con posiciones y movimientos que utilizamos en las tareas de equilibrio, pero añadiremos movimiento de brazos al pasar de una posición a otra. Las tareas de integración del estilo permiten retomar las discretas habilidades aprendidas e integrarlas en un coordinado conjunto de movimientos que le propulsarán fácil y rápidamente por la piscina. Primero quiero explicar un par de conceptos importantes para la correcta integración de la brazada.

Nadar sobre los costados

Como ya se ha mencionado, el agua ofrece menos resistencia cuando nadamos de costado. Esto quiere decir que debemos nadar en el estilo libre tanto como podamos sobre nuestros costados, evitando todo lo posible la posición ventral. Un estilo libre eficiente consiste en una serie de deslizamientos derecho e izquierdo alternativos, conectados por rápidos giros del cuerpo desde una posición hasta la siguiente.

El motor en la natación está en las caderas

Afortunadamente, girar de un costado al otro permite al nadador involucrar mucha más masa muscular y potencia durante el esfuerzo que cuando se nada en posición plana. Fíjese en el pitcher de béisbol que lanza pelotas al base a 100 km/h. ¿Dónde realiza el mayor trabajo? En sus piernas, caderas y tronco. En el estilo libre sucede lo mismo. Debemos usar la rotación de las caderas y del tronco como fuente de fuerza propulsora predominante y permitir que nuestros hombros, brazos y manos actúen más como transmisión que como motor.

¿Cómo puede la rotación de las caderas en un plano a 90 grados en relación a la dirección de desplazamiento propulsarnos hacia la pared opuesta? Permítame entrar en la casa de una persona «manitas», en busca de otra analogía: el común destornillador. ¿Cómo es que la fuerza rotatoria provoca que la punta de un tornillo se mueva de forma lineal a través de la gran resistencia de una pieza de madera? La rosca del tornillo agarra la punta y la sujeta en la madera, transformando eficientemente la fuerza rotacional aplicada en el mango en movimiento lineal de avance de la punta del tornillo.

En natación, cuando las caderas empiezan a rotar, los músculos del tronco se estiran y enroscan alrededor de la columna. Cuando estos músculos se contraen, las grandes fuerzas rotatorias de cadera y tronco combinadas son transmitidas a través del hombro y brazo al antebrazo y la mano. El trabajo principal del antebrazo y la mano es encontrar y fijar un punto en el agua, permitiendo que las fuerzas rotacionales de la cadera y tronco se apliquen linealmente al agua y con ello propulsar el eje rotacional del cuerpo a través de la gran resistencia del agua. Las manos y los brazos realizan aproximadamente la misma función en el agua que la que realiza la rosca del tornillo en la pieza de madera: agarran y fijan un punto, mientras la punta pasa ese punto rotando. El intentar apretar o «mover agua» demasiado fuerte es análogo a pasar de rosca los tornillos. Tan pronto como lo haga, la fuerza rotacional deja de ser transmitida al agua y, por lo tanto, se desperdicia.

La rosca de un tornillo se agarra y fija a un punto de la madera, permitiendo que la fuerza rotacional que aplica al destornillador se transforme en movimiento lineal a través de la gran resistencia de la madera. De la misma forma, el brazo y la mano adelantada se agarran a un punto en el agua, permitiendo que la fuerza rotacional aplicada en las caderas sea transformada en movimiento lineal a través de la gran resistencia del agua.

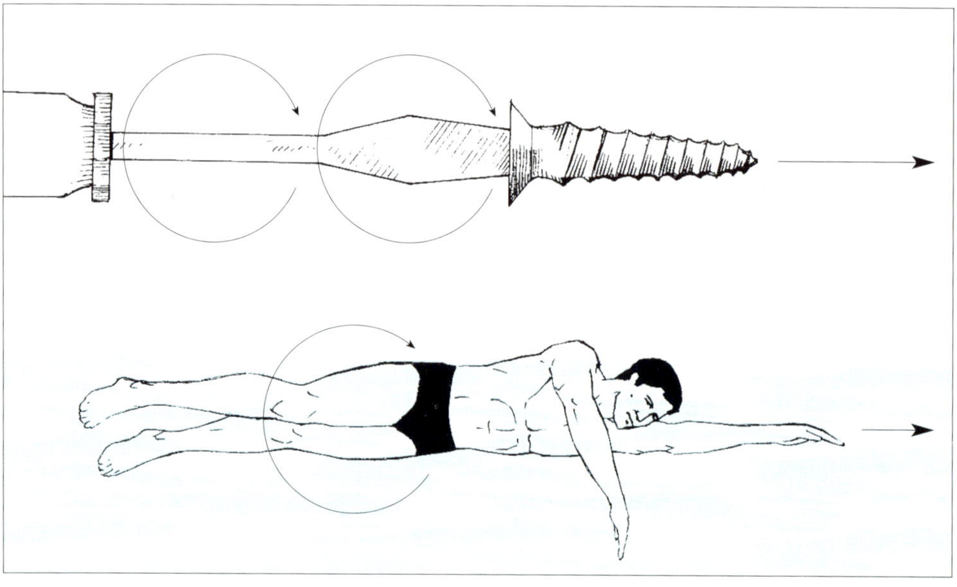

Aparte de hacer la natación más fluida y potente, usar la rotación del cuerpo para propulsar nuestras brazadas tiene grandes beneficios para la salud. Usando la rotación del cuerpo de este modo, podemos involucrar hasta cinco veces más masa muscular en nuestros movimientos que si nadáramos en posición horizontal. Cuando ejercita una mayor masa muscular durante el entrenamiento, aumenta en gran medida, durante las siguientes horas, los efectos del consumo lipídico derivados del incremento del metabolismo.

La natación en el cuadrante frontal

En 1840 se descubrió que la forma y las relaciones entre longitud, anchura, y calado de un barco en el agua determinan la cantidad de resistencia de onda que tiene que contrarrestar a una determinada velocidad. Este concepto es el responsable de la forma alargada y estrecha de las embarcaciones de competición. Su implicación en la natación es que la resistencia y la fuerza para vencerla se ven significativamente reducidas cuando el cuerpo permanece lo más estirado posible y se mantiene de esa forma a lo largo de cada brazada.

Imagine un evento competitivo en el que dos embarcaciones y tripulaciones de características similares son puestas a prueba, una frente a la otra. Imagine al mismo tiempo que una vez por segundo, una de las embarcaciones se transforma, adoptando durante medio segundo, una forma de remolcador, recuperando a continuación la forma de barco de competición. Instintivamente apostaría por el otro barco, que mantiene su forma alargada y estrecha. Llegado a este punto, necesito definir algunos términos antes de comparar los nadadores con los barcos. Divido el ciclo de brazos de un único brazo en tres partes:

1. **La tracción o agarre en el agua.** Corresponde a la acción propulsora de desplazar la mano a través del agua, desde una posición completamente extendida por delante del cuerpo, hasta la posición final al lado del cuerpo, justo tras pasar la cadera. La tracción empieza cuando el cuerpo empieza a girar desde una posición lateral y finaliza cuando el cuerpo acaba de girar hasta la otra posición lateral.
2. **El recobro.** Corresponde a la acción de recoger y llevar el brazo por el aire desde que se encuentra justo encima de la cadera hasta que se encuentra a la altura de la parte superior de la cabeza. El cuerpo se encuentra sobre su costado durante el recobro, sin girar en absoluto, únicamente deslizándose.
3. **La entrada.** Corresponde al movimiento del brazo y la mano desde que se encuentra a la altura de la parte superior de la cabeza, hasta que llega a la extensión completa. La entrada empieza cuando el cuerpo empieza a girar desde una posición lateral y finaliza cuando el cuerpo acaba de girar hasta la otra posición lateral. Al observador puede que le parezca que el brazo entra y se extiende hacia la pared lejana como resultado de la rotación del cuerpo, y no que se sumerja sobre la prolongación del hombro. Desde aquí volvemos al paso número 1, la brazada, para empezar un nuevo ciclo.

Fíjese en que la última frase de la definición de la tracción y la segunda de la definición de la entrada son casi idénticas. Fíjese también en que debido a que los movimientos de los brazos son alternativos, mientras el brazo derecho está en la fase 1, el brazo izquierdo está en la fase 3, y viceversa.

Ahora tomemos a una persona media de 1,80 m de altura, quien estirada en el agua en la posición más hidrodinámica se convierte en una embarcación de entre 2,60 y 2,75 m de largo. Tengámosle nadando a un ritmo moderado, asegurándonos de que adopta una posición lateral completamente hidrodinámica en cada brazada. Llamaremos a ésta la forma de embarcación de competición.

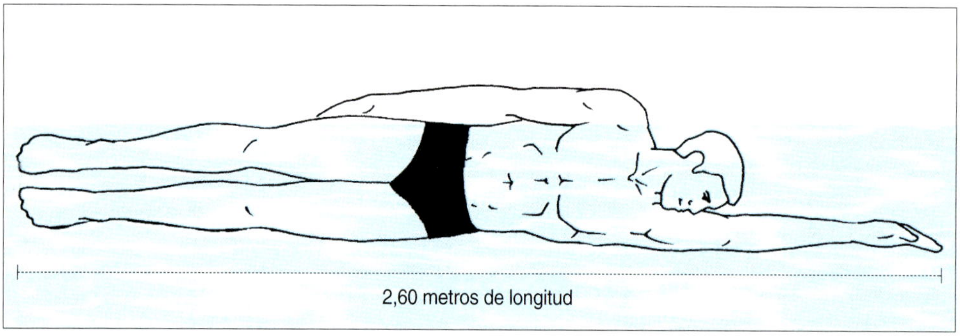

Forma de embarcación de competición.

Ahora, digamos que empieza el recobro y la tracción al mismo tiempo, de forma que el brazo que recobra y el que tracciona están pasando el hombro aproximadamente al mismo tiempo. La llamaremos forma de remolcador. Este nadador adopta la forma de embarcación de competición y la de remolcador alternativamente mientras nada.

Forma de remolcador.

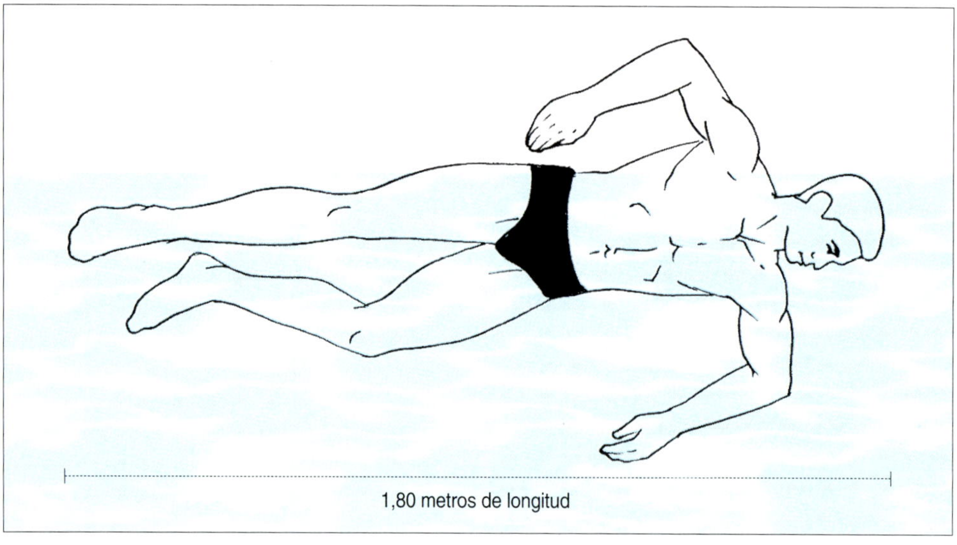

Ahora la nadadora de la calle contigua (de la misma altura y misma forma de embarcación de competición) ha averiguado cómo evitar la forma de remolcador. En lugar de empezar el recobro y traccionar al mismo tiempo, empieza y completa el recobro antes de empezar la tracción del otro brazo. De esta forma mantiene la posición lateral hidrodinámica y su mayor longitud durante casi todo el ciclo de brazos. A continuación hay una rápida transmisión de la cadera y del cuerpo de un lado hasta el otro coincidiendo con el momento en que la mano que recobra entra en el agua y la mano que tracciona empieza a realizar su función.

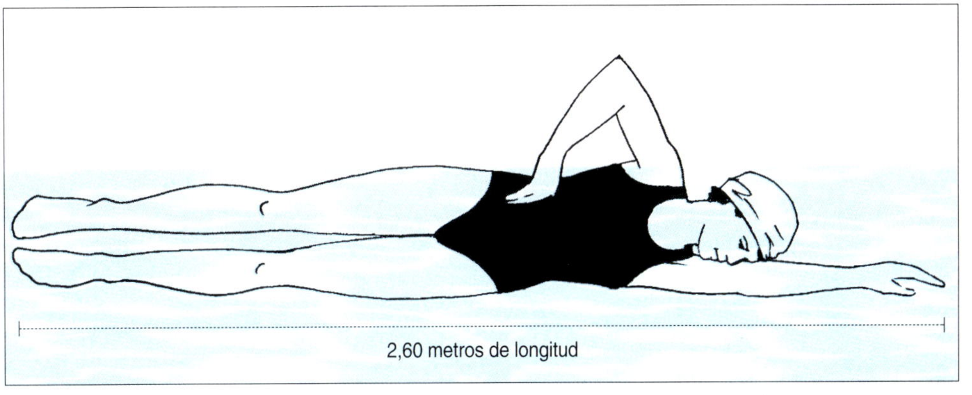

Todavía conserva la forma de embarcación de competición.

A esto se le llama nadar en el cuadrante frontal. El círculo grande en la siguiente figura muestra que la mano en recobro de la mujer está a punto de entrar en el agua, mientras que la

Natación en el cuadrante frontal.

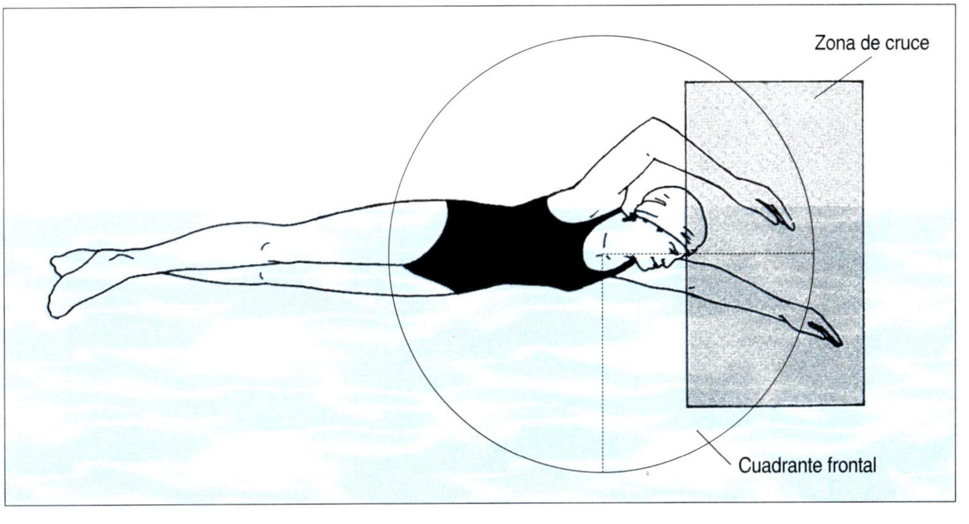

mano que tracciona todavía está en el cuadrante frontal. Otra forma de pensar en esto es prestar atención al lugar donde se cruzan las manos, cuando la mano que recobra va hacia delante para entrar en el agua y la que tracciona se mueve en la dirección opuesta. La zona de cruce debería estar a la altura, o por delante, de la cabeza.

Permanecer sobre el costado y mantener un brazo estirado enfrente del cuerpo en todo o casi todo momento durante el nado permite que la longitud media del barco en el agua sea larga, reduciendo drásticamente, la resistencia de onda. Estas tareas de integración del estilo reforzarán esta situación.

Tareas de integración del estilo

Entonces, ¿cómo conseguimos integrar todos estos conceptos –nadar sobre ambos costados, usar la rotación corporal como fuente propulsora principal y la natación en el cuadrante frontal– dentro de la natación normal? De la misma forma que usamos tareas para enseñar al cuerpo los conceptos de equilibrio estático y dinámico, introduciremos varios ejercicios más complejos para agrupar todo esto en una brazada. Antes de ir a por los ejercicios de integración del estilo, debería haber practicado todos los ejercicios de equilibrio hasta que le sean cómodos.

Lateral-Frontal-Lateral (LFL)

Empujarse desde la pared en posición lateral, con el brazo inferior extendido hacia el final de la piscina, el otro brazo ligeramente pegado al cuerpo y la nariz orientada hacia abajo (igual que en el ejercicio de equilibrio de deslizamiento lateral a excepción de la posición de la nariz). Mantener la presión sobre el flotador (pecho) para mantener el equilibrio. Empezar a batir suavemente. Recobrar el brazo superior por encima de la superficie del agua y girar el cuerpo hasta la posición horizontal mientras desliza la mano en recobro hacia delante y la introduce en el agua hasta contactar con el dorso de la mano extendida (ver *El guante* en la pág. 50). Parar de girar, pero seguir batiendo en el cuadrante frontal con ambos brazos extendidos mientras cuenta hasta tres, asegurándose de estar en equilibrio. Luego continuar con el balanceo, permitiendo que la cabeza gire con el cuerpo y traccionando el otro brazo hacia abajo, en dirección a la línea media del cuerpo. Gire y traccione de forma que alcances la posición de deslizamiento lateral sobre el costado contrario en el momento de finalizar la tracción. En el momento de alcanzar esta posición de deslizamiento lateral, continuar girando la nariz hasta que quede orientada prácticamente hacia arriba. Continúe batiendo en esta posición durante un periodo suficientemente largo para verificar los puntos de referencia del equilibrio lateral, respirando libremente y realizando correcciones si es necesario. Una vez esté seguro de estar equilibrado, gire la nariz de nuevo hacia el fondo y continúe batiendo sobre el costado durante 10 o más batidas. Ahora está en la misma posición, pero sobre el costado opuesto al que empezó. Repita estas acciones alternativamente a lo largo de un largo de piscina.

Tenga paciencia con esta tarea lateral-frontal-lateral. Éste es el ejercicio en la que el cerebro y cuerpo quieren apresurarse e intentar pasar a la siguiente brazada de forma inmediata. Resistir esta tentación. A medida que mejore la ejecución de esta tarea de lado-frente-lado ganará confianza en la habilidad de mantener el equilibrio durante la rotación. Esto lo sabrá cuando nunca o raramente necesite realizar correcciones en el equilibrio tras alcanzar la posición frontal o la lateral antes de respirar.

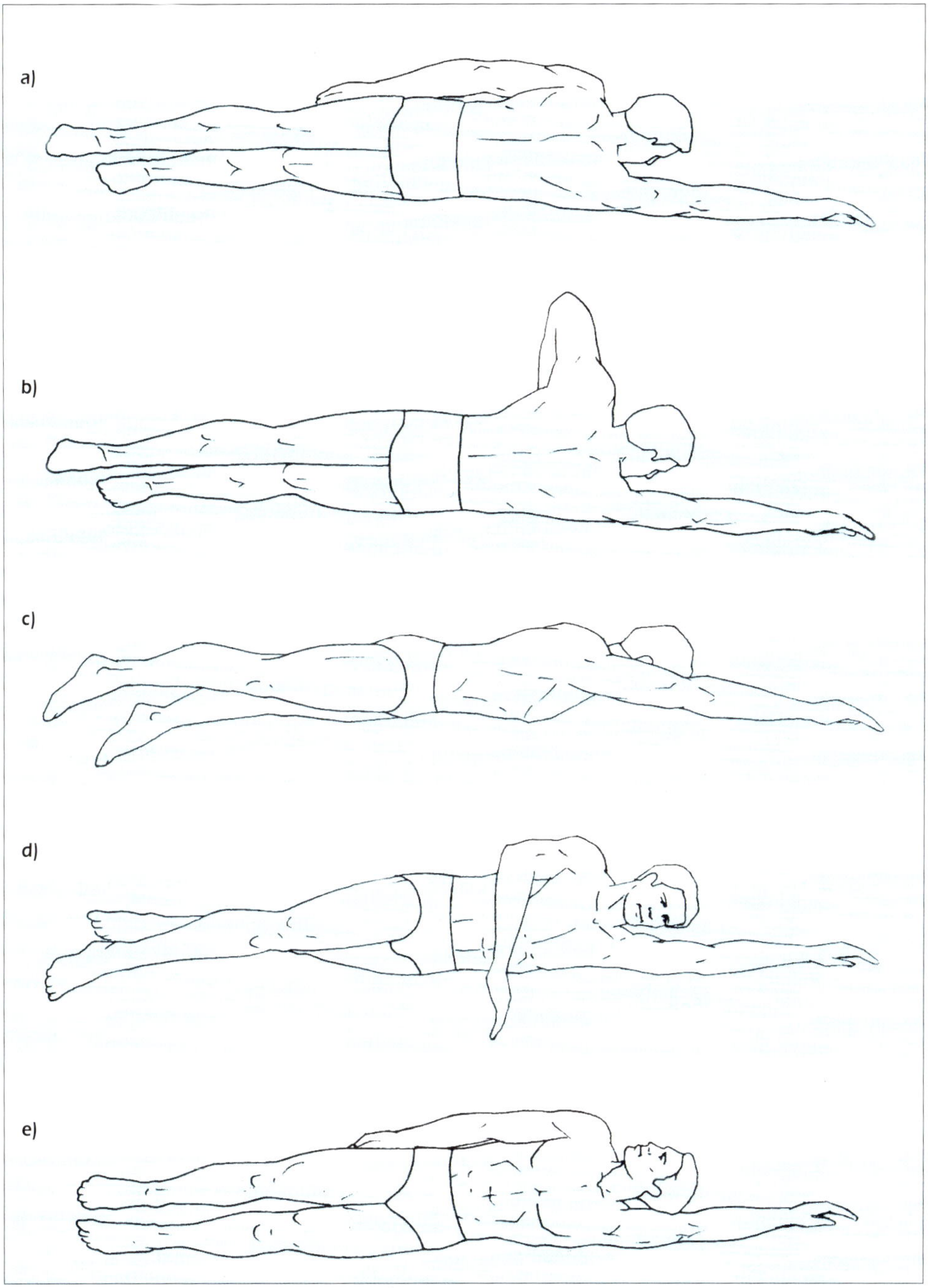

Tarea de lado-frente-lado. (a) deslizamiento lateral con la nariz orientada hacia abajo; (b) semirrecobro; (c) brazos extendidos al frente; (d) semibrazada; (e) deslizamiento lateral con la nariz orientada hacia arriba.

Punto de referencia

Para mantener el equilibrio lateral, intentar sentir la franja de piel seca desde el hombro a la cintura. Mantener el brazo extendido sin hacer fuerza. Al girar a la posición frontal, asegurarse de sentir la presión sobre el flotador de forma que perciba los puntos de referencia del equilibrio frontal –parte posterior de la cabeza, escápulas y nalgas– sobresaliendo a la superficie. Al girar sobre el otro costado, mantener la presión sobre el pecho de forma que las caderas se mantengan en la superficie y queden expuestas allí. Es importante que la cabeza y cuerpo giren desde la posición frontal como una única unidad y que no lo haga primero la cabeza. Piense que la cabeza y los glúteos tienen que moverse al mismo tiempo. Cuando llegue a la posición en la que la nariz queda orientada hacia arriba, la parte posterior de la cabeza debería contactar o casi contactar con el brazo extendido.

Imagen mental: el guante

Entre otras cosas, la tarea de deslizamiento lateral exagera el concepto de la natación en el cuadrante frontal explicado anteriormente. La mayoría de los nadadores novatos e intermedios son nadadores de cuadrante posterior. Para realizar el cambio a la natación en el cuadrante frontal, es útil exagerarlo mientras se trabaja con ejercicios. Durante esta tarea, animo a los nadadores a que imaginen que la mano extendida lleva puesto un guante ancho. Deslice la mano en recobro a lo largo del dorso de la mano extendida hasta el interior del guante. Tan pronto como las yemas de los dedos de la mano en recobro se deslicen por debajo del puño del guante, la palma del guante se abre permitiendo al brazo extendido empezar a traccionar mientras la mano que recobra continúa deslizándose hacia delante al interior del guante. La idea es mantener la posición pasándose el guante de mano en mano de esta forma. Recuerde que cuando nadamos las manos no contactarán exactamente enfrente del cuerpo. Nosotros, sin embargo, queremos que el brazo en recobro casi alcance al brazo extendido antes de que éste empiece la siguiente tracción.

Deslizamiento lateral libre (DLL)

Este ejercicio es una variación de la tarea lateral-frontal-lateral. En el deslizamiento lateral libre, eliminamos la parada en la posición frontal y la parada en la posición de nariz hacia arriba. Empujarse desde la pared y empezar a batir en la misma posición de deslizamiento lateral equilibrado con la nariz hacia abajo. Recobrar el brazo por encima de la superficie del agua. En lugar de parar en la posición frontal, continúe girando a lo largo de la posición frontal hasta la otra posición lateral, permitiendo que la cabeza gire con el cuerpo y traccionando hacia abajo con el otro brazo hacia la línea media del cuerpo. Como antes, girar y traccionar de forma que el giro y la tracción terminen al mismo tiempo, girando la cabeza hasta la posición de nariz arriba. Ahora, en lugar de hacer una pausa en la posición de nariz arriba, realice una inspiración (coge aire), gire la nariz hacia el fondo y continúe batiendo sobre el costado durante 10 o más batidas. Ahora está en la misma posición, pero sobre el lado opuesto al que empezó. Repetir estas acciones con el brazo que toque a lo largo de un largo de piscina.

A medida que progrese en la realización de este ejercicio, reducir gradualmente el número de batidas en cada posición de deslizamiento lateral. Practicar también el deslizamiento lateral libre con diferentes patrones de respiración. A medida que se sienta cómodo con este ejercicio, realice varias brazadas sin girar la cabeza para coger aire, manteniéndola hacia abajo. Coger aire cada dos o tres brazadas son patrones respiratorios comunes.

Punto de referencia

Cuando esté sobre el costado, intente sentir la franja de piel seca del hombro hasta la cadera. Mantenga el brazo extendido sin hacer fuerza. Mantenga la presión sobre el flotador (pecho) cuando gire, de forma que las caderas permanezcan en la superficie durante la posición frontal y al pasar al otro costado, dejando el costado expuesto al aire. Intente notar que la cabeza y las caderas giran juntas al respirar.

Tres y deslizamiento (3 + D)

Éste es un ejercicio intermedio entre las tareas técnicas y la técnica de estilo completa, en el que se le pide que tras realizar tres brazadas alternativas, realice una pausa en la posición de deslizamiento lateral. Empiece empujándose desde la pared y batiendo en posición de deslizamiento lateral sobre su lado derecho, con la nariz hacia abajo. Tan pronto como esté bien equilibrado, recobre el brazo que tiene detrás (izquierdo) por encima del agua, gire y traccione girando sobre su lado izquierdo como hizo en la tarea de deslizamiento lateral libre, pero mantenga la cabeza con la nariz hacia abajo. Ahora empiece inmediatamente a recobrar el brazo atrasado (derecho); luego gire y realice la segunda brazada sobre el costado derecho. Tan pronto como esté de nuevo sobre el costado derecho, recobre el brazo atrasado (izquierdo), gire y realice la tercera brazada sobre su costado izquierdo. Una vez haya llegado a esta posición, pare todas las acciones excepto la de batir y pase varios segundos en la posición de deslizamiento lateral para ratificar el correcto equilibrio. Fíjese que ahora está deslizándose sobre el costado opuesto al que empezó. Tras estar completamente relajado y equilibrado, retorne la cabeza a la posición de nariz hacia arriba, realice una inspiración (o dos si es necesario), devuelva su cabeza a la posición de nariz hacia abajo y valore y corrija el equilibrio. A continuación realice otra serie de tres brazadas y retorne a la posición de deslizamiento lateral originaria, sobre su costado derecho. Bata sobre ese costado durante unos segundos, gire la cabeza para respirar, sumérjala de nuevo, valore y corrija el equilibrio. Repita el proceso entero hasta que llegue al final de la piscina.

Punto de referencia

Cada vez que traccione y gire, asegúrese de que el ombligo queda orientado directamente hacia la pared, como sucede en la posición de deslizamiento lateral. Cada vez que dé una brazada, asegúrese de intercambiar las manos por delante del cuerpo, quizás utilizando la técnica del guante de vez en cuando. Cuando finalice la tercera brazada de cada serie y mantenga la posición de deslizamiento lateral, debe sentir inmediatamente la franja de piel seca por debajo del brazo atrasado. En caso contrario, significa que ha levantado la cabeza, disminuido la presión sobre el flotador (pecho), o ambas cosas.

A medida que mejore en la ejecución del ejercicio 3 + D, puede realizar más brazadas en cada serie, convirtiéndolo en la tarea de 5 + D o 7 + D. Incremente el número de brazadas únicamente cuando pueda entrar en cada fase de deslizamiento en una posición completamente equilibrada que no precise corrección.

Cuando haga por primera vez este ejercicio (3 + D), respire solamente durante la posición de deslizamiento lateral, entre series de tres brazadas. Si lo necesita, realice varias inspiraciones en esta posición. Cuando domine esta tarea, puede variar y sólo respirar en la primera o segunda brazada de cada ciclo de tres brazadas. Asegúrese de que la cabeza gira conjuntamente con el cuerpo al coger aire, como hizo en el ejercicio de deslizamiento lateral libre.

Integración depurada del estilo

Como dejé claro anteriormente, la natación consiste en el conjunto de repeticiones de movimientos más complejo que existe en cualquier deporte. Las tareas por las que hemos pasado serán las que proporcionen los mayores beneficios en su estilo de natación, más que cualquier otro aspecto que pueda mencionar. Sin embargo, una vez domine esas tareas, puede que siga buscando más cosas para mantener su materia gris activa. A continuación hay algunos puntos clave que puede utilizar en las tareas de técnica aislada y en el nado con técnica completa.

Punto clave: recobro del codo elevado de marioneta

Hasta ahora no he dicho mucho sobre cómo realizar el recobro del brazo; permítame corregir eso ahora. Imagínese que es una marioneta. Su titiritero tiene una única cuerda, atada al codo que realiza el recobro. Suponiendo que está en la posición de deslizamiento lateral, el titiritero eleva su codo tirando de esa cuerda. Su codo va directamente hacia arriba, mientras su antebrazo y mano cuelgan relajadas, con las yemas de los dedos próximos a la superficie del agua (quizás incluso tocándola) y pegadas al cuerpo. Mientras el codo se desplaza hacia la parte delantera del cuerpo, la mano describe una trayectoria casi lineal hacia el punto de entrada, nunca alejándose del cuerpo ni de la superficie del agua. Justo cuando el codo supera la cabeza, la cuerda se rompe y la estructura completa del brazo se derrumba hacia delante cayendo sobre el agua, con la mano en recobro orientada hacia su mano extendida.

Punto clave: sistema de rayo láser activador del giro

He hablado de cómo tiene que ser la posición de deslizamiento lateral y el giro de una posición a otra, pero no he dicho mucho sobre cuándo iniciar ese giro. Asumiendo que ya ha probado el recobro del codo elevado de marioneta, permítame añadir otra imagen gráfica.

Imagine que hay un rayo láser colocado transversalmente a su calle en el extremo distal de tu cabeza, aproximadamente 15 cm por encima de la superficie del agua. Cuando su titiritero tire de su codo con la cuerda, debería estar de costado con la otra mano completamente extendida. Cuando codo, antebrazo y mano se desplazan hacia delante, no debería suceder nada más (es decir, sigue permaneciendo de costado con la otra mano completamente extendida). Cuando la mano en recobro corta el rayo láser, éste debería ser el momento de empezar a girar (en la visión lateral de la figura del recobro del codo elevado de marioneta, la mano que recobra está a punto de cortar el rayo láser). Cuando empiece a girar, la mano que recobra sigue deslizándose hacia delante, cortando la superficie del agua hasta llegar a la extensión completa, mientras el brazo extendido empieza a realizar la trac-

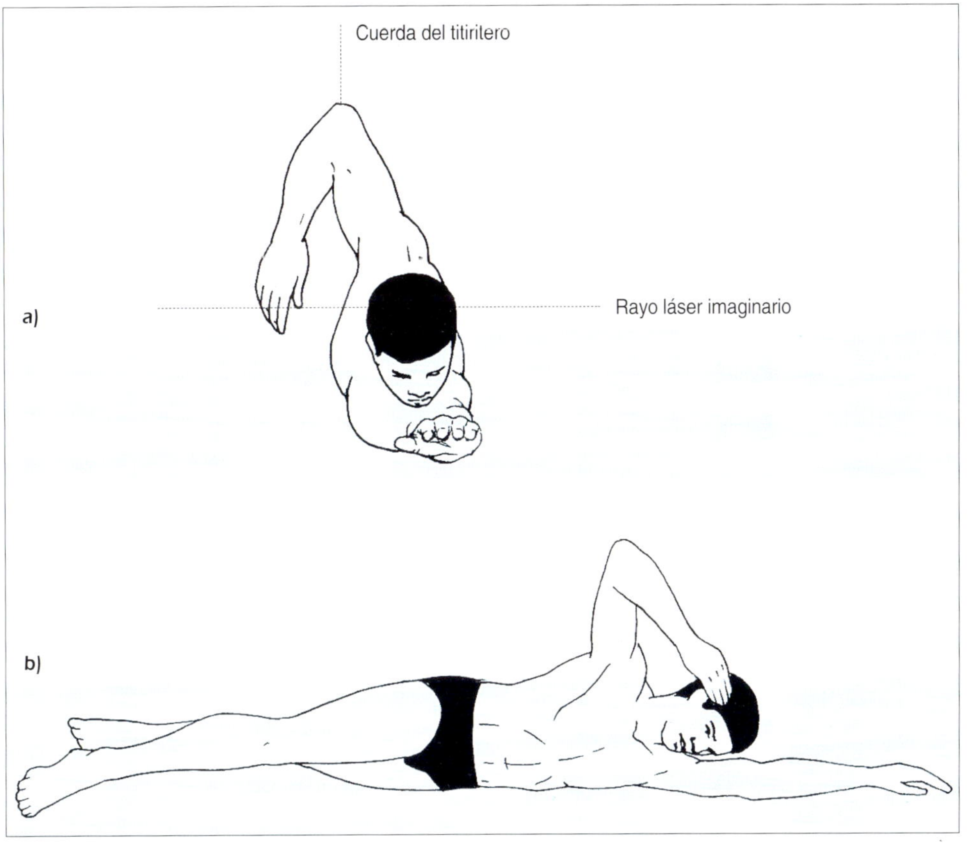

Tarea de recobro del codo elevado de marioneta a) vista frontal del nadador en posición de deslizamiento lateral y b) vista lateral en la que podemos ver la mano que recobra pasando por la oreja.

ción. Usando esta imagen visual se alcanzará una brazada en el cuadrante frontal casi perfecta.

Punto clave: golpe de cadera (arrancada de fuerza instantánea de cadera)

A lo largo de todos estos ejercicios, había estado diciéndose a sí mismo: «De acuerdo entrenador, me está dando cantidad de detalles acerca del equilibrio, reducción de resistencia, deslizamiento y todos esos aspectos de eficiencia, ¡pero ahora quiero saber cómo ir más rápido!» Pues ahora me rendiré a su pasión y divulgaré el secreto de nadar más rápido: las caderas. ¿Recuerda la analogía del destornillador? Si quiere que ese tornillo se enrosque más rápido en la madera, tiene que girar el destornillador más rápido. Si quiere que su cuerpo se desplace más rápido, tiene que girar las caderas con mayor rapidez. Cuanto más rápido pase de una posición de deslizamiento lateral a la siguiente, más rápido pasa el brazo que tracciona desde enfrente suyo hasta la posición final por detrás de la cadera. No confunda esto con intentar llegar rápidamente a la brazada siguiente. De hecho, cuanto más po-

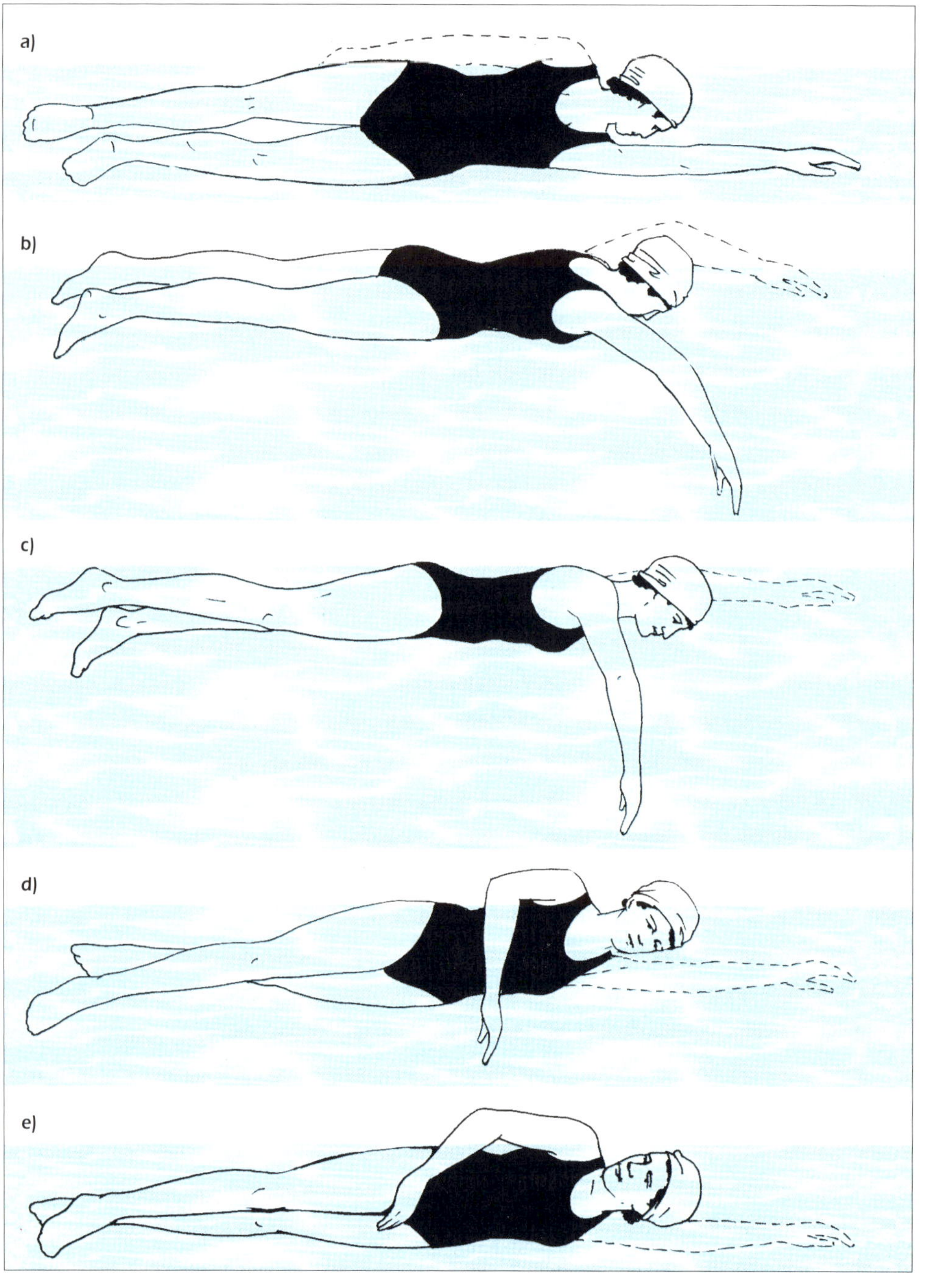

El antebrazo vertical o casi vertical del brazo en línea discontinua le permite un área de superficie máxima –la mano y antebrazo entero– para agarrarse a un punto en el agua.

tente es una brazada (es decir, cuanto más rápido rotan sus caderas de una posición a otra), mayor será su velocidad y la distancia a lo largo de la cual puede deslizarse en la misma posición. Por ello, la arrancada de fuerza instantánea de cadera es una forma de centrarse en el punto de donde procede su fuerza. Pruébelo con cualquier tarea que implique rotación con la que se sienta cómodo y no necesite estar concentrado al 100 % para ejecutarla correctamente. Piense en empezar la rotación a partir de las caderas, y observe lo rápido que puede hacer que su ombligo pase de estar orientado hacia una pared, hasta estarlo hacia la otra.

Punto clave: tracción vertical del antebrazo

Si ha leído bastante sobre técnica de estilos, se habrá informado sobre qué hacen los brazos y las manos durante la fase propulsora del ciclo de brazos. *La realidad es que no es tan importante cómo realiza una brazada, como lo que hace mientras no está traccionando.*

Sin embargo, algunas personas no sentirían haber aprovechado su dinero si no indicara qué hacen la mano y el brazo durante la fase subacuática de la brazada. Aquí lo tiene: colocar el antebrazo que tracciona vertical al fondo de la piscina tan alejado delante suyo como le sea posible y manténgalo vertical mientras el brazo recorre la longitud del cuerpo todo el tiempo que le sea posible. Fíjese que el codo permanece por encima de una línea imaginaria entre el hombro y la cadera. A esto se le llama nadar con el codo elevado.

Un problema común que tienen los nadadores es el llamado codo caído, que provoca que el antebrazo esté horizontal o casi horizontal, minimizando el área de superficie disponible para agarrarse al agua. Cuando se nada con el codo caído, la tracción crea grandes turbulencias y poca propulsión.

Cuando nade, concéntrese en conseguir una posición vertical del antebrazo tan lejos enfrente de su cuerpo como pueda. Esto puede sentirse como el intentar rodear con el brazo y la mano un barril, o algo como el intentar colocar el codo por encima de su mano antes de traccionar. Mientras desplace el brazo durante la tracción, manténgalo vertical todo el tiempo que pueda. Mantener así el antebrazo vertical le permite agarrarse a un punto en el agua, acelerar sin resbalar, y así permitir la transmisión continua de las fuerzas de giro del cuerpo al agua, propulsándole.

Virajes

Ya sea nadando con técnica completa o realizando ejercicios, al llegar a la pared debe forzosamente tomar una de estas dos opciones: virar o salirse. Asumiendo que elija la primera, existen una cuantas consideraciones. Lo que debería conseguir en cualquier viraje es la rápida transición de la posición del cuerpo en una dirección hacia la opuesta, en el menor tiempo, sin perder velocidad y utilizando la menor cantidad de energía posible.

Podría realizar un viraje con volteo, esa cosa tan espectacular que los nadadores rápidos hacen cuando nadan a estilo libre, o puede realizar un viraje sencillo, como el realizado en braza y mariposa. El viraje sencillo le permite tomar un respiro en la pared, cosa que el de volteo no hace. Esto no es importante si sólo realiza una o dos vueltas. Sin embargo, en distancias de 200 metros o más, la diferencia se incrementa. Para triatletas que necesitan poder saltar, brincar y salir volando del agua –realizando una actividad realmente estresante en la zona de transición y saliendo corriendo en un caro juguete de dos ruedas–, esta diferencia de respiro en cada largo tiene consecuencias de largo alcance. Por último, los virajes con volteo son mucho más complejos y se tarda mucho más tiempo en aprender que los sencillos. Si aun así, la vanidad le tiene desesperado por realizar virajes con volteo, vaya a ver a un entrenador de natación. De todas formas, un giro sencillo a gran velocidad, como se describe a continuación, es más rápido que el 80 % de los virajes con volteo que pueda encontrar.

Virajes sencillos

Al acercarse al final de la piscina, realizar la última brazada de forma agresiva, asegurándose de adoptar completamente la posición de deslizamiento lateral equilibrada, con un brazo extendido enfrente suyo, el ombligo orientado hacia la pared lateral, y el brazo atrasado justo en la superficie del agua. Realice el giro entero y empújese con el ombligo orientado hacia la pared lateral. Continuar batiendo mientras finaliza esta última brazada y hasta que la mano extendida toque la pared, de forma abierta y plana. Flexione ligeramente este brazo mientras la inercia del nado continúa acercando su cuerpo hacia la pared. Evite agarrarse al canalón. Encoger ligeramente las piernas por debajo y balancear la cadera hacia la pared al mismo tiempo que aleja con el brazo su torso de la pared. Dejar el brazo atrasado cerca de la superficie en lugar de moverlo con las caderas. La inercia de su cuerpo es la que hace oscilar sus caderas hacia la pared, al pivotar sobre un punto de su línea media.

Mientras el brazo de la pared le aleja de ésta, el tronco está completamente vertical con las piernas fuertemente encogidas a medio balanceo hacia la pared. A continuación, su mano oscila completamente por encima de su cabeza, mientras el cuerpo entero sigue pivotando. En ese instante, ninguna parte del cuerpo contacta con la pared.

Mientras el cuerpo continúa pivotando, separar las piernas y mantener arqueando el brazo por encima de la cabeza. Cuando la parte alta de su tronco pivote hacia abajo, entrando en el agua, debe intentar que el brazo superior se encuentre con el brazo retrasado debajo de la superficie del agua, en el mismo instante en que los pies contactan con la pared –sólo los dedos y la zona metatarsiana, no toda la planta–. Coloque una mano y muñeca encima de la otra mano y muñeca, fijando con el pulgar de la mano superior el borde externo de la mano inferior. Todos los dedos deberían apuntar hacia el otro extremo de la piscina. El tronco debería estar completamente sumergido –de 30 a 45 cm por debajo de la superficie del agua–. En el instante en que los pies toquen la pared, impúlsese de forma explosiva, adoptando una posición completamente hidrodinámica y deslizante. El objetivo es conseguir que los pies no toquen la pared más tiempo que el que permanece una pelota de golf en contacto con el suelo, cuando bota.

Al alejarse de la pared, intente colocar el cuerpo de forma lo más alargada y delgada posible –como una flecha– con ambos brazos extendidos hacia la pared del fondo. Presione firmemente sus orejas con sus brazos y oriente los dedos del pie hacia la pared que acaba de dejar. Por último, contraer la musculatura abdominal como si quisiera apretar la zona lumbar contra una pared imaginaria. El ombligo sigue orientado hacia la pared lateral. La línea en la que se empuja debería ser paralela a la superficie, pero de 30 a 45 cm por debajo de ésta para evitar deslizarse a través de la ola y la turbulencia de la superficie que el cuerpo ha dejado cuando iba hacia la pared.

Se desplaza más rápido a lo largo de los primeros cinco metros posteriores al impulso que ha tomado en la pared, que en ningún otro punto del largo –de un 30 a un 40 % más rápido–.

Vale la pena que lo aproveche mediante un deslizamiento hidrodinámico. Considérelo como velocidad de regalo. A medida que empiece a disminuir la velocidad hasta la de nado, empiece a realizar una batida rápida y compacta y, como todavía está de lado, realice la primera brazada con el brazo más próximo al fondo de la piscina, de forma que pueda sacar provecho de la rotación del cuerpo.

A medida que practique y siga los ejercicios en el orden presentado en este capítulo, estará dando, una nueva brazada a partir de la nada. Durante algún tiempo, cuando nade más, tenderá a recuperar el estilo de brazada que tenía antes de leer este libro. Sin embargo, cuanto más cómodo y relajado se sienta con estas tareas y habilidades, más fácil le será incorporarlas a la natación diaria. Los entrenamientos de los subsiguientes capítulos están diseñados basándose en la práctica progresiva de tareas técnicas, combinadas con cargas reducidas de natación a técnica completa en un principio, para aumentarlas posteriormente.

CONDUCTAS A SEGUIR EN LA NATACIÓN DE CALLE

Bien sea en entrenamientos organizados o en natación libre, es probable que alguna vez deba compartir la calle con otras personas. El tiempo en el agua es más agradable para todos cuando se conocen y respetan las normas básicas de buena conducta.

- **Leer las señalizaciones.** Algunas piscinas colocan carteles con la conducta a seguir. En este caso, respete las normas indicadas. Otros carteles pueden dar indicaciones acerca de cómo incorporarse, velocidad de las calles, sentido de la dirección de nado, etc.
- **Selección e incorporación a una calle.** Buscar una calle con nadadores de su misma velocidad. Antes de incorporarse a ella, hable con sus ocupantes de forma que sepan que va a entrar. Si están nadando sin pausa, meta primero los pies (nunca se lance de cabeza en una calle donde haya otros nadando) en el ángulo derecho de la calle y permanezca allí un periodo suficientemente largo para que todos pasen y sepan que un nuevo nadador se va a unir al grupo. Si, tras un rato, observa que frecuentemente está siendo pasado o rebasando a otros, es preferible que pase a otra calle.
- **Sentido de nado.** En cualquier calle con más de dos nadadores, es necesario que todos naden según un patrón circular para evitar colisiones cabeza con cabeza. Esto significa que cada nadador realiza la ida por un lado de la calle y la vuelta por el otro. Al igual que en la carretera, siempre debería circular por la derecha. Cada nadador debería dejar un intervalo de al menos 5 segundos entre él/ella con el/la siguiente.
- **Pegarse a cola.** Al igual que en ciclismo, el nadar pegado detrás de otro le permite beneficiarse del flujo de agua creado por el nadador que le precede. Aunque puede ser tentador colocarse a cola de otro y dejarle hacer a él/ella la mayor parte del trabajo, es considerado de mala educación.
- **Adelantar y ser adelantado.** Incluso en calles bien agrupadas, cuando se nada en círculo, el adelantar o ser adelantado es a veces inevitable. Por lo general, la persona que adelanta debería moverse hacia el centro de la calle y acelerar para acabar el adelantamiento rápidamente. Del mismo modo, el nadador que va a ser rebasado, debería anticiparse a la acción y permanecer cercano a la corchera y disminuir ligeramente la velocidad para permitir al nadador más veloz pasar rápidamente. Si no, si sabe que va a ser rebasado en breves momentos,

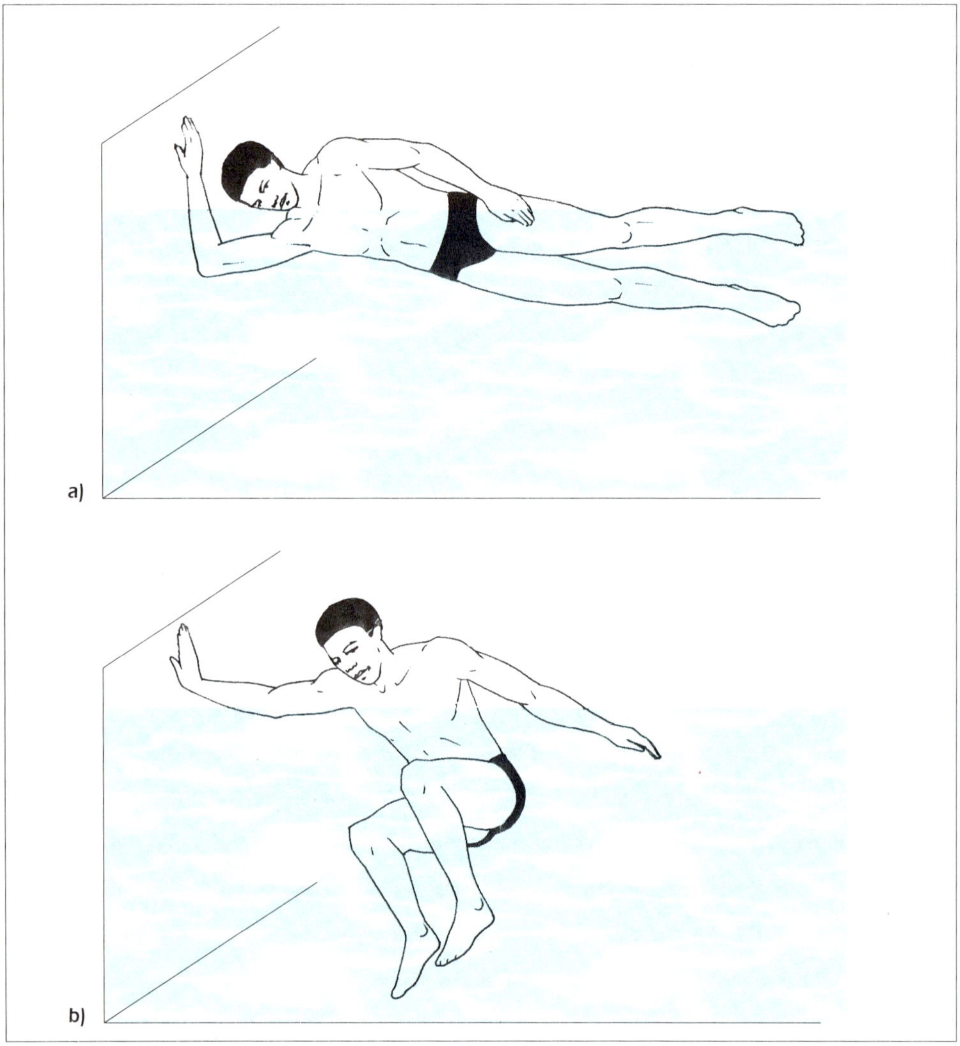

Viraje sencillo: a) contacto con la pared, brazo flexionado; b) brazo empujándose contra la pared, piernas balanceándose hacia arriba; c) mano pasando por encima de la cabeza, pies acercándose a la pared; d) pies empujándose contra la pared.

puede realizar una corta parada al llegar a la pared, permitiendo al nadador más veloz virar y tomar la cabeza. Si nota un golpecito en el pie, asuma que alguien quiere pasarle y actúe en consecuencia.

- **En la pared.** Independientemente del número de nadadores que estén usando la calle, es responsabilidad de todos ellos mantener despejado el tercio central de la pared situada en los extremos de la calle, para que otros nadadores puedan virar. Cuando se pare en la pared, sitúese rápidamente en la esquina de la calle.

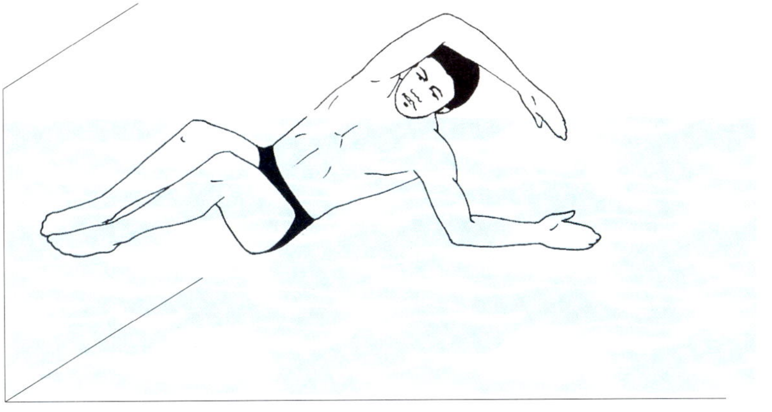

c)

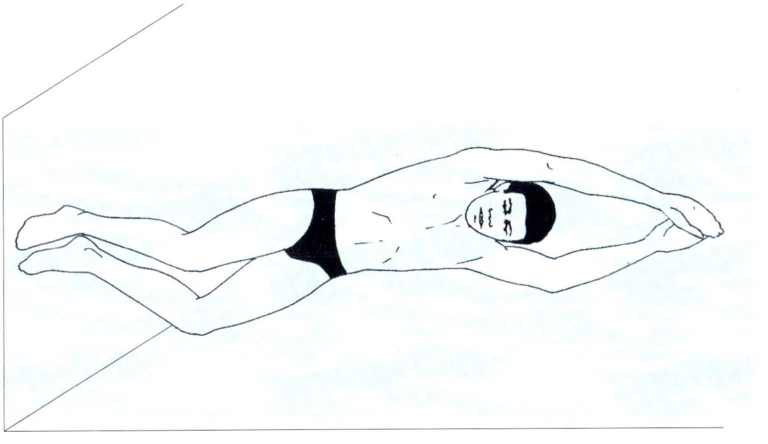

d)

• **Actitud hacia los demás.** Trate a sus compañeros de calle con el mismo respeto con que le gustaría ser tratado, y espere lo mismo de ellos. Incluso una calle abarrotada puede ser una fiesta cuando todos mantienen esa actitud.

CALENTAMIENTO, ESTIRAMIENTOS Y VUELTA A LA CALMA

5

Visite cualquier piscina a la hora prevista de entrenamiento de un grupo y probablemente vea a la mayoría de sus componentes pasando varios minutos en la zona seca antes de meterse en el agua, realizando movimientos y posturas que pueden llevar a los profanos a pensar que están estirando a conciencia para ganar flexibilidad. Añada a este hecho el que el entrenador tenga que realizar varias exhortaciones en intensidad progresiva para que la gente se meta en el agua. El grupo parece unido en el fervor por el incremento de flexibilidad. Los profanos están impresionados por tal escena. Nosotros los entrenadores, en cambio, no lo estamos.

El agua que se halla a una temperatura correcta para estar cómodamente fresco durante un entrenamiento la nota fría cuando se mete por primera vez (los nadadores pueden llamarla helada, mientras que el entrenador se refiere a ella como fresquita). Estos pocos minutos de estiramientos (o quizás mucho más si no se presiona) son sólo un intento para retrasar la inevitable zambullida inicial, con sus segundos de parada cardiaca y crujimientos pulmonares de semipánico que, sólo a regañadientes, dan paso a un relativo bienestar tras unas pocas vueltas.

El estiramiento real es mejor hacerlo una vez haya calentado o tras finalizar el entrenamiento. El estiramiento no debería confundirse con el calentamiento o adaptación. Son diferentes actividades con diferentes objetivos y deberían tener lugar en momentos distintos.

CÓMO CALENTAR

La mejor forma de calentar es meterse en el agua y empezar nadando lentamente durante varias vueltas. Inmediatamente nos encontramos con un problema: si el agua está fría, probablemente tienda a esprintar durante los dos primeros largos para elevar su temperatura corporal. Esto puede ser un error. Es mejor conocer qué temperatura del agua hace que este sprint inicial sea irresistible y tomar una alternativa. En este caso, es mejor realizar un calentamiento en seco antes de romper la superficie de hielo: ejercicios calisténicos, un paseo rápido, un poco de footing o cualquier cosa que le aumente la temperatura corporal y active su metabolismo. Una buena regla general es que su calentamiento en seco debería dejarle moderadamente sudado. Entonces debe meterse en el agua inmediatamente, antes de que se enfríe. Tras adaptarse a la temperatura del agua al cabo del primer par de largos, empezará a estar centrado y su sistema neuromuscular correctamente preparado. La progresión de los ejercicios de técnica de estilos detallada en el capítulo 4 son un programa de calentamiento ideal. Empiece con un largo por cada tarea de equilibrio estático, luego con las de equilibrio dinámico y finalmente con las tareas de integración del estilo. Es recomendable que pase uno o dos largos más, efectuando las tareas que más difícil le resulten realizar correctamente.

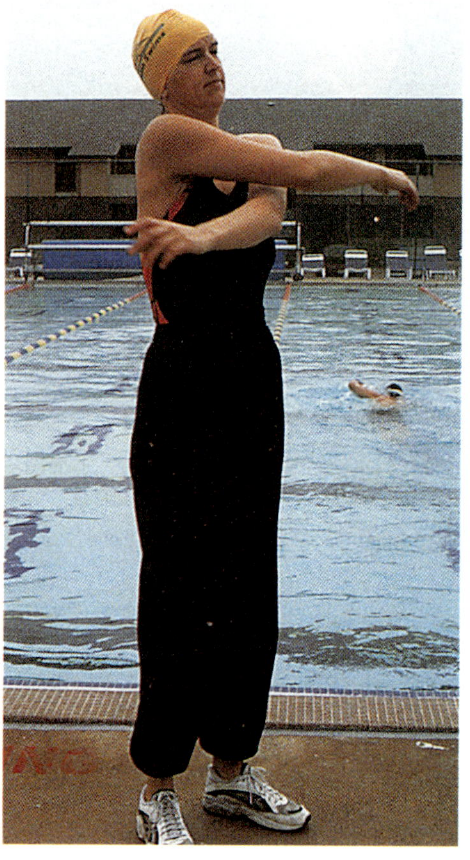

El calentamiento no sólo ayuda a prevenir lesiones, sino que también mejora enormemente la ejecución, pues pone a su cuerpo a punto para trabajar.

Usando las tareas de técnica de estilos mientras calienta, fuerza a los músculos implicados a recorrer todo el arco de movimiento requerido en la técnica completa de la natación. Al mismo tiempo permite suficiente aislamiento analítico de la técnica que posibilita fácilmente centrarse en una correcta ejecución. Su cerebro tarda un tiempo en adaptarse por completo, y los ejercicios técnicos cumplen eficientemente con esta función.

Tras haber acabado una serie de ejercicios técnicos, es oportuno realizar varias vueltas de ejecución completa. Programe pasar de 10 a 15 minutos en su calentamiento activo en el agua.

LOS ESTIRAMIENTOS EN LA NATACIÓN

El estiramiento tiene como fin aumentar la amplitud de movimiento. Hay gran variedad de estiramientos beneficiosos para los nadadores, aunque unos lo sean más que otros. El estirar es como las acelgas: todo el mundo sabe que son buenas, pero pocos sienten pasión por ellas.

Cuándo estirar

Puede elegir entre realizar el estiramiento durante el entrenamiento o después de él. Yo prefiero que mis nadadores realicen un calentamiento completo; realizamos los dos estiramientos primarios indicados en la sección siguiente. También les animo a que estiren después de entrenar, pero ocurre lo que a las acelgas, a menudo son deslizadas por debajo de la mesa al perro.

Cómo estirar

Cómo estirar, es tan importante como el cuándo y el tipo de estiramientos que realiza. Para estirar eficientemente y de forma segura, mantenga estas reglas en mente:

1. Llegue a la posición de estiramiento lentamente, y estire solamente hasta el punto de ligera molestia.
2. Mantenga la posición de estiramiento entre 20 y 30 segundos; nunca realice rebotes.
3. Tras el estiramiento, recupere la posición normal lentamente.
4. No mantenga la respiración mientras estira.

Qué estiramientos realizar

Existen dos estiramientos que considero de vital importancia en los nadadores. Si no realiza otros estiramientos, realice estos. Se muestran en la forma en que puede hacerlos en la piscina, ya que debería realizarlos cada vez que se moje. También puede hacerlos en seco.

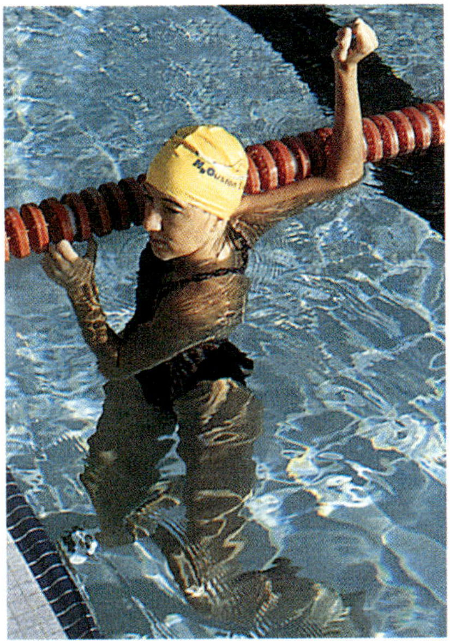

Estiramiento de pectoral

Póngase donde el agua le quede a la altura de la axila, con el pecho contra la corchera. Eleve su brazo derecho de forma que quede paralelo a la corchera, con flexión de codo de 90 grados, con los dedos apuntando hacia arriba. Ahora gire su cuerpo hacia la izquierda. La corchera fija el brazo, impidiendo su movimiento. Al torsionar su cuerpo hacia la izquierda, debería sentir un estiramiento con sentido diagonal desde el hombro, pasando por el pectoral derecho, hasta el esternón. Si sólo nota el estiramiento en la zona del hombro, debe elevar más el codo, hasta notar el estiramiento en el esternón. De lo contrario, no está estirando el músculo pectoral, únicamente está forzando al hombro fuera de su lugar. Repita este estiramiento varias veces, alternando los brazos, entre 20 y 30 segundos cada uno.

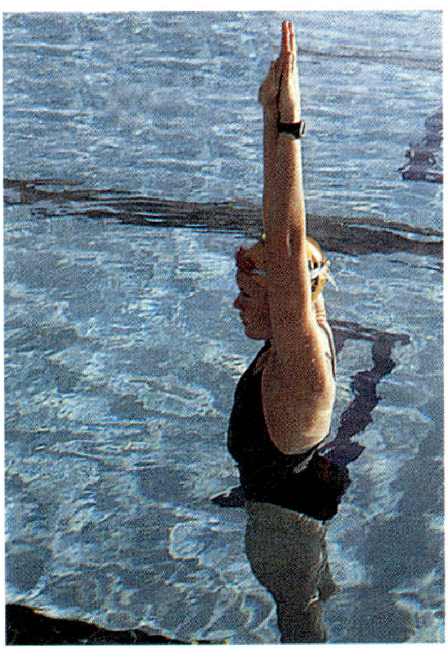

Estiramiento de la zona lateral del tronco

Póngase de pie estirando los brazos hacia arriba, por encima de la cabeza, tan alto como le sea posible. Coloque su mano derecha por delante de la izquierda, fijando con el pulgar izquierdo el borde externo de la mano derecha. Todos los dedos deberían estar apuntando hacia arriba. La muñeca derecha debería estar ligeramente por encima de la izquierda. Ahora apriete los brazos firmemente contra sus orejas. Póngase de puntillas sobre los pies. Contraiga la zona glútea. Finalmente contraiga la musculatura abdominal como si quisiera apretar la zona lumbar contra una pared imaginaria. Este estiramiento es muy bueno para aumentar la amplitud de movimiento del hombro necesaria para nadar, al igual que para estirar la espalda y conseguir con ello una posición de deslizamiento hidrodinámico. Realice este estiramiento al menos dos veces, entre 20 y 30 segundos cada vez.

Otros estiramientos

A continuación se exponen otros estiramientos útiles para nadadores.

Espalda y cadera

Siéntese con las piernas estiradas enfrente suyo. Flexione la pierna derecha, crúcela por encima de la rodilla izquierda, apoyando completamente la planta del pie derecho sobre el suelo. A continuación presione con el codo izquierdo sobre la parte externa y distal del muslo, justo por encima de la rodilla. Apoye la mano derecha detrás suyo. A continuación, torsione lentamente la parte superior del tronco hacia su brazo y mano derecha. Debería sentir un estiramiento en la zona superior e inferior de la espalda, cadera y glúteos.

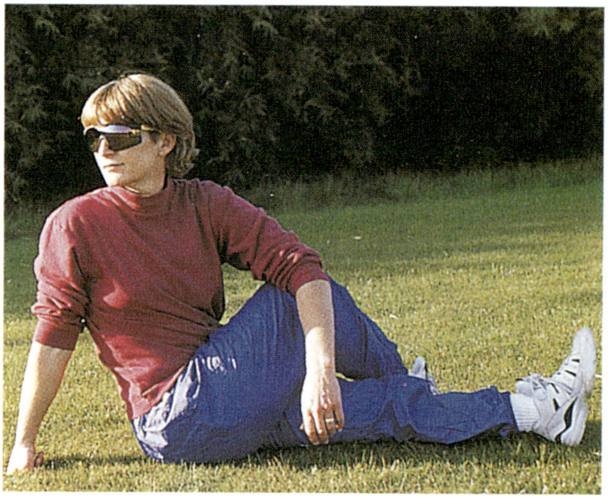

Zona dorsal de la espalda, hombro y brazo

Con la mano izquierda, agarre el codo derecho y estírelo lentamente por delante del pecho hacia su hombro izquierdo. Sentirá el estiramiento a lo largo de la parte externa del hombro y brazo. Repítalo con el otro brazo.

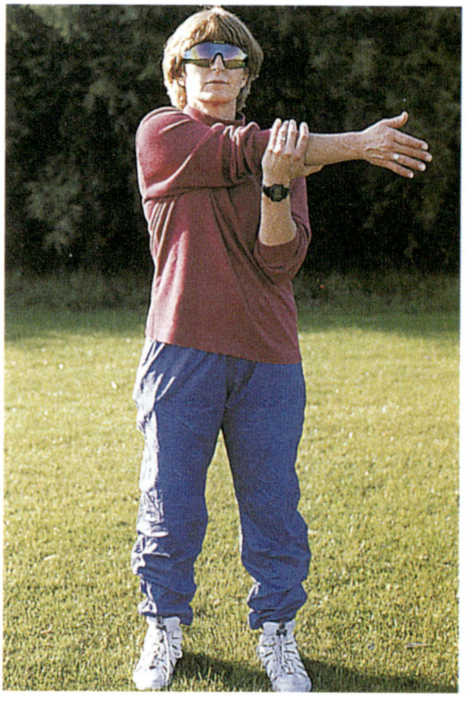

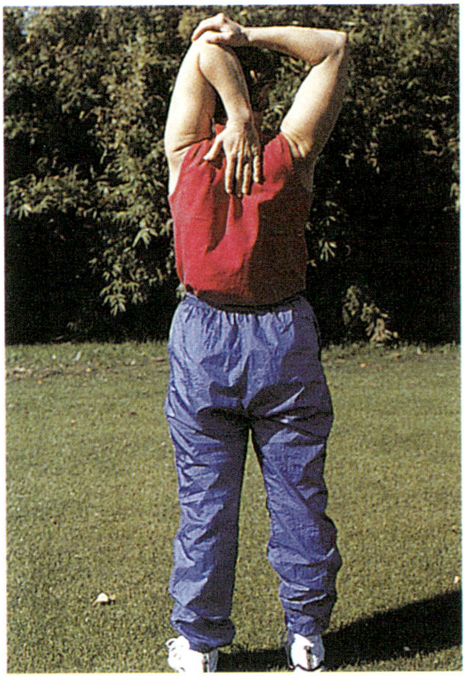

Hombros y tríceps

Coloque ambos brazos por encima de la cabeza y mantenga el codo izquierdo con su mano derecha. Flexione el codo izquierdo permitiendo que la mano izquierda descanse sobre el hombro derecho. Estire lentamente con la mano derecha hasta colocar el codo izquierdo ligeramente por detrás de la cabeza, hasta que sienta el estiramiento. Repítalo con el otro brazo.

Tobillos y zona tibial anterior

Siéntese en el suelo con las rodillas flexionadas, de forma que las plantas de los pies estén apoyadas sobre el suelo. Colóquese enfrente de un sofá (o cualquier otro objeto en el que pueda fijar los pies). Fije el pie derecho colocándolo en su parte inferior. A continuación deslícese hacia atrás estirando su pierna derecha hasta sentir el estiramiento de la zona del tobillo. Deslícese hacia atrás únicamente hasta notar un ligero malestar. Mantenga esta postura durante 2 o 3 minutos. Repítalo con el otro pie.

VUELTA A LA CALMA

La vuelta a la calma es como el calentamiento pero en sentido inverso. Se trata de devolver lentamente el cuerpo y todos sus sistemas a niveles de casi reposo a lo largo de un tiempo, mediante una natación suave, al acabar el último esfuerzo intenso. ¿Ha permanecido alguna vez alrededor de su coche y lo ha escuchado tras haber apagado el motor al acabar un largo e intenso periodo de conducción, todos esos sonidos de protesta del metal haciendo tic tac y vapor de agua evaporándose que se suceden durante 10 minutos o más? A su cuerpo le sucede lo mismo. Protesta cuando lo hace nadar y sudar de forma intensa. Cuanto más edad tenga el coche, mayores serán los sonidos de protesta. Una actividad continua a baja intensidad –vuelta a la calma– evita presiones extra al corazón y disminuye los calambres y agujetas después del ejercicio.

USO EFECTIVO DE LA VUELTA A LA CALMA

La gente a menudo piensa que el tiempo dedicado a la vuelta a la calma es una gran pérdida de tiempo debido a la común falsa idea de que no existe ningún tipo de beneficio derivado del nadar a baja intensidad. La ignorancia es feliz.

A riesgo de crecer en pedantería, debo insistir de nuevo que el entrenamiento más importante que realiza en natación es el del sistema neuromuscular (haciéndolo bien en lugar de solamente hacerlo). La vuelta a la calma es un excelente momento para realizar un trabajo de gran calidad técnica. De hecho, estresar mentalmente los músculos, realizando técnica de estilo específica cuando están fatigados, supone una efectiva oportunidad de aprendizaje motor. Elija ejercicios que domine durante la vuelta a la calma, más que aquellos que ejecute con dificultad.

Segunda parte

ZONAS DE ENTRENAMIENTO DE NATACIÓN

Esta parte del libro utiliza seis zonas de entrenamiento codificadas por colores, organizadas según su duración e intensidad. Al pasar de un color al siguiente se incrementa la intensidad o la duración del entrenamiento, pero no ambas al mismo tiempo. En cada zona hay 10 sesiones programadas en dificultad creciente.

ESFUERZO PERCIBIDO

La frecuencia cardiaca ofrece una forma de cuantificar la intensidad de la práctica. Otra forma es a través del índice de esfuerzo percibido (IEP), desarrollado por el doctor Gunnar Borg. En esta escala subjetiva graduada de 0 a 10, el 0 corresponde a la ausencia de sensación de esfuerzo, el 1 a esfuerzo muy ligero, el 2 a esfuerzo ligero, el 3 a esfuerzo moderado, el 4 a esfuerzo algo pesado, el 5 a esfuerzo pesado, el 7 a esfuerzo muy pesado y el 10 correspondería a una sensación de esfuerzo máximo.

Zonas de entrenamiento por colores

Zona (capítulo)	Tipo de carga	IEP *	FC **	Tiempo
Verde (6)	Intensidad baja y corta duración	1-4	60-70 %	20-30 min
Azul (7)	Intensidad baja y larga duración	1-4	60-70 %	30-40 min
Violeta (8)	Intensidad media y corta duración	4-7	70-85 %	30-40 min
Amarilla (9)	Intensidad media y larga duración	4-7	70-85 %	40-50 min
Naranja (10)	Intensidad alta y corta duración	7-10	75-100 %	40-50 min
Roja (11)	Intensidad alta y larga duración	7-10	75-100 %	50-60 min

* IEP = Índice de esfuerzo percibido   ** FC = Intervalo de frecuencia cardiaca a trabajar

MEDICIÓN DE LA FRECUENCIA CARDIACA DURANTE LAS PRÁCTICAS

Parte de la metodología de la preparación física que exponemos está basada en el control regular de la frecuencia cardiaca durante la práctica. En las sesiones con frecuencia se mostrarán las siglas FCI (frecuencia cardiaca inmediata), pidiéndole que compruebe su frecuencia cardiaca de trabajo. Hay varias formas de variar el grado de dificultad de una práctica a otra en una misma zona:

1. Complejidad de la habilidad y de la tarea.
2. Distancia o series de nado.
3. Cantidad de descanso.
4. Intensidad de nado.
5. Intervalo de frecuencia cardiaca a trabajar.
6. Duración de la sesión de práctica.

FCI (frecuencia cardiaca inmediata)

La frecuencia cardiaca inmediata es la frecuencia cardiaca tomada inmediatamente tras un esfuerzo. Si tiene un pulsómetro, utilice el valor indicado en la pantalla. Para tomar manualmente la frecuencia cardiaca use dos dedos para localizar su arteria carótida situada justo por debajo de la articulación de la mandíbula, aproximadamente un par de centímetros por debajo del lóbulo de la oreja, y perciba su pulso. Cuente el número de latidos en 10 segundos. Mirando un reloj, considere como 0 el primer latido percibido justo o tras cualquier múltiplo de cinco, luego continúe contando los latidos hasta el primer latido percibido justo o tras el décimo segundo. (Imaginemos, por ejemplo, que acaba justo con 10' 30". Rápidamente localice su pulso. Esto le lleva al segundo 37. Justo sobre el 40, empiece a contar a partir del

Tabla de conversión de la frecuencia cardiaca

Frecuencia cardiaca correspondiente a 10 segundos	
15	90
16	96
17	102
18	108
19	114
20	120
21	126
22	132
23	138
24	144
25	150
26	156
27	162
28	168
29	174
30	180
31	186
32	192
33	198

primer latido percibido. Empiece desde 0. Cuente todos los latidos hasta el primer latido sentido justo o tras el segundo 50, contándolo también). Supongamos que cuenta 25 latidos. Multiplique este número por seis y tiene su frecuencia cardiaca aproximada de 150. Si es nuevo en esta forma de calcular la frecuencia cardiaca, necesitará practicar unas cuantas veces. Si puede, hágalo sentado. Le resultará más fácil después de realizar un esfuerzo físico ya que el pulso será más fácil de percibir. En la página anterior se muestra una tabla de conversión de frecuencia cardiaca.

Alternativamente, puede contar sus latidos (igual que lo hizo previamente) durante seis segundos y simplemente añadirle un cero (por ejemplo, si cuenta 14 latidos en seis segundos su FCI es de 140). Aunque es más sencillo que contar durante 10 segundos y multiplicar por seis, este método es menos preciso.

Franja de frecuencia cardiaca de trabajo aeróbico

Antes de empezar cualquier régimen aeróbico, debería conocer cuál es la franja de frecuencia cardiaca adecuada. A esto se le llama franja de frecuencia cardiaca de trabajo aeróbico general (FCTA). Mientras mantenga su frecuencia cardiaca en esta franja durante un mínimo de 20 minutos, puede asegurarse beneficios aeróbicos derivados de la práctica. Siga estos simples pasos para encontrar su FCTA:

Paso 1: Encuentre su frecuencia cardiaca en reposo (FCRep). La mejor forma es hacerlo a primera hora de la mañana antes de que suene el despertador. Si no, puede tomarla tras permanecer tumbado durante un periodo de tiempo de 20 a 30 minutos y al menos cuatro horas después de haber consumido cafeína. Las siestas de fin de semana son excelentes para esto. Cuente el número de pulsaciones durante un periodo completo de 60 segundos. Respire de forma normal mientras tome su FCRep. Lo ideal sería que lo hiciera durante varios días y sacase la media.

Paso 2: Calcular la frecuencia máxima (FCMáx)

$$\text{FCMáx} = 220 - \text{la edad}$$

Paso 3: Calcular la frecuencia cardiaca de reserva (FCRes), o sea, la diferencia entre su frecuencia máxima y su frecuencia cardiaca de reposo.

$$\text{FCRes} = \text{FCMáx} - \text{FCRep}$$

Paso 4: Calcule su FCTA (frecuencia cardiaca de trabajo aeróbico)

$$\text{Límite inferior de su FCTA} = (55\ \% \times \text{FCRes}) + \text{FCRep} - 10$$
$$\text{Límite superior de su FCTA} = (85\ \% \times \text{FCRes}) + \text{FCRep} - 10$$

(Restamos 10 latidos por minuto para ajustar el hecho de que la frecuencia cardiaca reacciona de forma diferente en el medio acuático que en el medio terrestre dominado por la gravedad). Veamos un ejemplo. Un nadador tiene 35 años y su frecuencia cardiaca en reposo es de 50.

FCMáx = 220 – 35 =185
FCRes = FCMáx – FCRep = 185 – 50 = 135
Límite superior FCTA = (0,85 x FCRes) + FCRep – 10 = (0,85 x 135) + 50 – 10 =155
Límite inferior FCTA = (0,55 x FCRes) + FCRep – 10 = (0,55 x 135) + 50 – 10 =114

Su franja de frecuencia cardiaca de entrenamiento aeróbico general va de 114 a 155. Cuando se tome la frecuencia cardiaca instantánea durante 10 segundos, buscará valores entre 19 y 26. Siempre y cuando permanezca en esta franja mientras practique, puede estar seguro de conseguir un beneficio aeróbico.

Cuando su frecuencia cardiaca está por debajo del límite inferior de su FCTA, ya no está consiguiendo beneficio aeróbico. Cuando su frecuencia cardiaca está por encima de tu FC-TA, la naturaleza del trabajo pasa a ser más anaeróbica. Cuando realiza sus test de T-15, T-20 o T-30, debería esperar acabar con su frecuencia cardiaca instantánea justo o ligeramente por encima del límite superior de su FCTA. A esto se le conoce como umbral anaeróbico de trabajo –justo en el umbral de una actividad anaeróbica– intensidad máxima de ejercicio que puede mantener durante un periodo prolongado de tiempo. Las investigaciones demuestran que las adaptaciones aeróbicas más rápidas se producen cuando se trabaja a esta intensidad.

Franjas específicas de frecuencia cardiaca a trabajar

Las prácticas en cada zona de color tienen una media de nivel de esfuerzo sugerida, expresada en tantos por ciento de la frecuencia máxima. Ésta es su franja de frecuencia cardiaca a trabajar durante la mayor parte de la práctica. Cada ejercicio presenta momentos en que se tomará la frecuencia cardiaca inmediata. En general, su objetivo debería ser atenuar su nivel de esfuerzo y medir sus tiempos de reposo de forma que su frecuencia cardiaca permanezca por encima del límite inferior de la franja recomendada. Habrá varias series en muchas prácticas que producirán frecuencias cardiacas algo por encima de esta franja. Estos picos aparecerán durante periodos de tiempo cortos y normalmente irán acompañados de tiempos de reposo significativos integrados en la práctica, permitiendo que su frecuencia cardiaca retorne a la franja específica de trabajo. Cuanto más arriba se encuentre en la graduación de colores, más a menudo aparecerán estos picos, especialmente en las zonas naranja y roja.

GASTO CALÓRICO

Buenas noticias para aquellas personas que cuentan las calorías: aunque estemos sentados quietos y apenas respirando, estamos quemando calorías. A esto se le conoce como metabolismo basal: número mínimo de calorías que necesitamos para permanecer vivos, aunque nunca nos levantásemos de la cama. Dependiendo de la edad, peso corporal, cantidad de masa muscular neta y estado de salud general, el número de calorías quemadas por día varía de 1.800 a 3.000. Cualquier actividad que realicemos tras batallar con el despertador se añade al total quemado durante el día.

A mucha gente le gustaría saber exactamente cuántas calorías ha quemado al final de un entrenamiento. A pesar del considerable tiempo y esfuerzo de las investigaciones para estimar de forma exacta el gasto calórico del ejercicio, sólo podemos dar unos valores aproximados.

La natación es una actividad particularmente difícil en la estimación del gasto calórico. El nivel de habilidad afecta enormemente a la resistencia total contra la que lucha el nadador. Una persona pequeña que nada de forma «fea», golpeando el agua y provocando olas mientras se mueve lentamente, es probable que queme más energía que una persona más grande que nade más rápido pero con gracia, de forma aerodinámica y eficiente. Así, el tamaño corporal, la distancia y la velocidad (una medida útil en tierra) no nos servirán de ayuda para estimar el gasto calórico en la natación.

Sin embargo, podemos estimar el gasto calórico indirectamente a través de la frecuencia cardiaca. Aunque la velocidad y la eficiencia del nadador están directamente reflejadas en la frecuencia cardiaca, habrá todavía algunas variaciones debidas al tamaño corporal y nivel de condición física. Las estimaciones que aquí presentamos corresponden a una persona de tamaño medio, de 70 kg de peso, con una condición aeróbica igual a la media de la población. Las personas más grandes quemarán más calorías y las personas más pequeñas quemarán algo menos (añada o reste un 15 % por cada variación de 12 kg). Las personas en buena condición física quemarán más calorías a cualquier frecuencia cardiaca que personas con una peor condición física. No hay valores para las frecuencias cardiacas más altas en pruebas de larga duración porque no es posible mantener frecuencias casi máximas durante cargas de ejercicio.

Calorías quemadas por minuto a varias frecuencias cardiacas máximas

Porcentaje de frecuencia máxima (% FCMáx)	Kcal/minuto	20 min	30 min	40 min	50 min	60 min
55 %	4	80	120	160	200	240
60 %	5	100	150	200	250	300
65 %	6	120	180	240	300	360
70 %	7	140	210	280	350	420
75 %	8	160	240	320	400	480
80 %	9	180	270	360	450	540
85 %	10	200	300	400	500	600
90 %	11	220	330	440		
95 %	12	240				
100 %	13 +					

ELECCIÓN DE SU PRIMERA ZONA DE ENTRENAMIENTO

Empiece en la zona verde si 1) su puntuación estuvo por debajo de 10 puntos en la prueba de condición física en el ejercicio de nado que realizó en el capítulo 3; 2) si nunca antes has realizado actividad física, o 3) si hay alguna habilidad o concepto en el capítulo 4 que sea nuevo para usted. Es probable que se sitúe en una o más de una de estas categorías.

Debido a que la zona verde consiste primariamente en equilibrio corporal y ejercicios de técnica de estilos, estas prácticas son también excelentes para el aislamiento y perfeccionamiento técnico para nadadores de cualquier nivel y condición física o como calentamiento previo a entrenamientos más intensos. Independientemente de sus antecedentes en natación, le animo a empezar en la zona verde y a trabajar a lo largo de todas las sesiones en el orden presentado. Los nadadores es posible que puedan realizar satisfactoriamente más de una de estas prácticas en una única sesión de piscina. Los nadadores menos expertos realizarán probablemente solamente una por cada sesión de piscina, y de hecho puede que necesiten repetir una práctica un par de veces antes de pasar a la siguiente.

Si empieza en una zona avanzada, asegúrese de leer la información y prácticas de cada zona previa para familiarizarse con la terminología y conceptos presentados.

Cuando empiece por primera vez con los entrenamientos de este libro, le sugiero encarecidamente que siga los entrenamientos de la zona verde hasta los de la zona amarilla en el orden presentado. Hay un orden lógico de habilidades, tareas, conceptos y volumen de trabajo en cada grupo de prácticas. Si siente que está completando los entrenamientos con excesivo esfuerzo a medida que avanza en la sección, es recomendable retroceder a su principio de la sección, o quizás, incluso a una zona previa.

Sin embargo, no debería iniciarse en las zonas naranja y roja de esta forma. Una vez haya realizado los entrenamientos de la zona amarilla, debería pasar a uno de los programas de entrenamiento del capítulo 13. Estas dos zonas incluyen una intensidad de trabajo excesivamente alta para realizarlas en días consecutivos.

PASO A LA SIGUIENTE ZONA DE ENTRENAMIENTO

En cualquier programa de entrenamiento, existe una cierta excitación, anticipación y ansia por pasar al siguiente nivel. Sin embargo, para tener éxito a largo plazo, es necesario estar plenamente preparado a la hora de dar cada paso. Asegúrese de completar todas las prácticas en una zona antes de pasar al siguiente color. A lo largo de las zonas verde hasta la amarilla, le animo a realizar al menos dos series (pasadas) completas a través de cada color antes de intentar el color siguiente. Debería poder completar todas las prácticas en una zona sin abandonar la franja de entrenamiento de frecuencia cardiaca prevista, a excepción de breves periodos. Debería también sentirse seguro en todas las tareas técnicas y puntos clave presentados en la zona en que se encuentre, antes de pasar al color siguiente. En caso contrario, es probable que quiera revisar y practicar las áreas que le preocupan. Recuerde que cuando una habilidad se resiste, a menudo el problema es debido a no haber dominado una habilidad previa.

Una vez haya decidido pasar al siguiente color de entrenamiento, las prácticas revisarán de forma constante las habilidades más fundamentales. A medida que las prácticas progresen a lo largo de la zona, aparecerá un patrón lógico de dificultad creciente de habilidad. Este ciclo repetido a lo largo de todos los niveles es la base para el desarrollo de su estilo a largo plazo.

Antes de iniciar el programa de entrenamiento, realizó el test de natación T-15 (capítulo 3, p. 29) y tomó nota de sus resultados. Cada vez que acabe el conjunto de prácticas de una zona, será útil repetir el T-15 y comparar los nuevos resultados con los previos. Tras completar cada una de las zonas, debería apreciar mejoras en la distancia, velocidad, frecuencia cardiaca final, número medio de brazadas, esfuerzo percibido o una combinación de ellos. Llegará un momento en que se sienta con confianza de pasar a las pruebas de T-20 y con el tiempo a las T-30. Desde luego, para cuando complete la zona amarilla o sea la cuarta, debería estar realizando pruebas T-20 en lugar de las T-15.

NIVELES DE HABILIDAD FRENTE A NIVELES DE CONDICIÓN FÍSICA

En la natación, como en cualquier deporte, la habilidad es una combinación de técnica y condición física. En términos generales, podemos definir la habilidad como la intersección de tres factores fácilmente cuantificables: 1) lo rápido que se nada, 2) cuánto tiempo se puede aguantar nadando, y 3) cuánta energía se consume durante la ejecución.

Es común confundir condición con habilidad o minusvalorar la importancia de la técnica, con lo que habilidad y condición física se convierten en sinónimos a los ojos del deportista. En deportes de movimientos para los que estamos preparados de forma natural, como atletismo (carrera), o en los que los movimientos están estrictamente restringidos o controlados como en el ciclismo, es difícil distinguir la diferencia entre condición física y habilidad. La técnica en estos deportes es un componente mucho más pequeño del concepto de habilidad de lo que lo es la condición física. En deportes como el golf o el tenis, en cambio, la técnica tiene un valor mucho mayor que la condición física.

La natación entra en esta última categoría. La habilidad en la natación viene determinada entre un 70 y un 90 % por la técnica y solamente entre un 10 y un 30 % por la condición física. Esto explica qué pasa invariablemente cuando una nadadora de competición, a sus 30 años de edad, vuelve a la piscina tras más de 5 años de inactividad deportiva. Nadando completamente fuera de forma y comentando «tengo que tomármelo con tranquilidad para poder sobrevivir a este ritmo», todavía se las arregla para nadar al lado del 75 % de nadadores de la piscina que han estado entrenando a conciencia durante meses o años. Su excelente técnica, depurada durante años de perfeccionamiento en su juventud, está todavía más o menos intacta. Esto le permite retornar con un elevado nivel de habilidad, a pesar de su escasa o nula condición física.

Las prácticas de la segunda parte ponen gran énfasis en mejorar la habilidad técnica, al mismo tiempo que le proporcionan un gran entrenamiento físico. En las zonas verde y azul, entre el 60 y el 90 % de cada práctica corresponderá a tareas técnicas, que trabajan aspectos críticos y específicos de la natación a estilo libre a gran nivel. El restante 10 a 40 % son series cortas (de uno o dos largos) con un concepto o habilidad específicos en los que centrarse. A medida que avance de color, habrá más énfasis en las series de natación en detrimento de las tareas. Las zonas violeta y amarilla incluirán entre un 40 y un 70 % de tareas, y las zonas naranja y roja entre un 20 y un 50 %.

Cada ejercicio aparece abreviado en la descripción de los objetivos del entrenamiento. En la página anterior aparece una tabla que muestra el nombre completo de cada abreviatura del ejercicio que utilizará a lo largo de los entrenamientos de la segunda parte, al igual que en la página del capítulo 4 donde aparece la descripción del ejercicio. Fotocópiela y plastifíquela para llevársela a la piscina.

LISTADO DE ABREVIATURAS

A continuación podemos encontrar un listado que recoge las abreviaturas de las tareas, una descripción resumida de ellas y la página del libro en la que se da la información completa.

Abreviaturas	Descripción resumida de las tareas	Páginas
IEP	Índice de esfuerzo percibido	65
FCI	Frecuencia cardiaca inmediata al ejercicio	66
D	Descanso en un extremo de la piscina	75
Dmáx	Descanso menor o igual al tiempo fijado	75
EA	Equilibrio anterior o boca abajo	37
EP	Equilibrio posterior o boca arriba	38
EDL	Equilibrio en deslizamiento lateral	38
EDLR	Equilibrio en deslizamiento lateral con respiración	40
REC	Rotación equilibrada del cuerpo	41
LFL	Lateral-frontal-lateral	46
DLL	Deslizamiento lateral libre	48
3 o 5 + D	Tres o cinco brazadas y deslizamiento lateral	49
Lado hábil o débil	Lado de ejecución bueno o malo	76
BV	Batida rápida de piernas en posición vertical del cuerpo	39
Prog 1-4	Nado progresivo, de suave a rápido	89
B/L	Brazada por largo	89
1@ BN/L, 2@ BN/L	Nadar uno o dos largos a ritmo de brazada normal	89
1@ – 1B/L, 1@ – 2B/L, 1@ – 3B/L	Nadar un largo con una, dos o tres brazadas menos	89
2@ – 1B/L, 2@ – 2B/L, 2@ – 3B/L	Nadar dos largos con una, dos o tres brazada menos	89
Natación Golf	Puntuación media de la suma del número de brazadas y el tiempo en segundos de todas las series	28
Ngolf con 2:00 (o 1:00 Dmin)	Cada serie se inicia cada 2 minutos y tras un descanso mínimo de un minuto	102
Aletas	Con aletas de pala normal	101
Aletas PC	Con aletas de pala corta	101
Aletas Opt	Opción de llevar o no aletas	101
Aletas PC Opt	Opción o no de llevar aletas de pala corta	101
E Tarea	Elección personal de la tarea	101
E Tarea EE	Elegir una tarea de equilibrio estático (EP, EA o EDL)	102
E Tarea ED	Elegir una tarea de equilibrio dinámico (EDLR o REC)	102
E Tarea IE	Elegir una tarea de integración de los estilos (LFL, DLL, 3 o 5 +D)	102
4 x 50 nado cada 2:00	Nadar 4 series de 50 m cada dos minutos y el tiempo que resta descansar	115
4 x 50 nado con aletas-Prog 1-4 cada 1:15	Nadar con aletas normales cada serie a intervalos de 1:15 minutos, nadando cada serie más rápida que la anterior	116
Ritmo de nado	Es el tiempo que se tarda en una distancia	116
Intervalos de nado	Es el tiempo que incluye los tiempos de nado y de descanso; a partir del ritmo del tiempo de los 100 m se identifican los intervalos en el Apéndice C	117
UltRap	En las series de ritmo e intervalo la última se hace más rápida y con el triple de descanso	118
6 x 25 nado MRP CIC	Nadar 6 x 25 lo más rápido posible (MRP) con mucho descanso o cualquier intervalo cómodo (CIC)	129

Abreviaturas	Descripción resumida de las tareas	Páginas
Series de resistencia al lactato (RL)	Series de intensidad alta con una ratio trabajo descanso (T/D) casi iguales 1:1, sin llegar a la total recuperación e incluyen el intervalo (tiempo de trabajo y descanso); la diferencia en segundos vg: 2", (es la diferencia máxima de tiempo entre la serie más rápida y la más lenta); la Mde B/L (media de brazadas entre los tiempos de varios largos elegidos al azar)	130
T/D	Relación trabajo descanso	130
Series de control de tolerancia al lactato (TL)	Series a velocidades máximas o casi máximas con mucho descanso. Cuando se proponen las distancias (100, 50...), se indica un tiempo de corte (2 :00, 4:00) que al ser rebasado, hay que reducir las series, las distancias, incrementar el descanso o combinar las distintas opciones. T/50 DA y FCI. Descanso activo con series de 50, hasta los límites inferiores de la frecuencia cardiaca de trabajo aeróbico (FCTA)	131
DA	Descanso activo o recuperación	130
Apéndice A	Tablas de ritmo de nado a los 100 m de T15, T20 y T30	181
Apéndice B	Tablas de tiempo de nado, ritmo de nado y tiempos de nado	185
Apéndice C	Tablas de intervalos de nado	189
Cómo calentar	Propuesta de tareas	59
Vuelta a la calma	Consejos	63
Nadar cuesta abajo	Ligeramente inclinado hacia delante	76
Contar el número de brazadas (B/L)	Cada vez que un brazo entra en el agua un contador electrónico de brazadas (reloj de pulsera) facilita el conteo	76
Deslizamiento sobre el costado	Mantenerse de costado al máximo	76
El pincho	Eje de rotación	90
Golpe de cadera	Giro de las caderas con rapidez	51
Intercambio de manos	Mantener el brazo de ataque extendido hasta que el de recobro vaya a actuar	76
Llegar lejos	Estirar al máximo el brazo que entra	76
Recobro del codo elevado de marioneta		50
Tracción vertical de brazos	El brazo que tracciona mantenerlo vertical al fondo	53
Sistema de rayo láser activador del giro	Inicio del giro cuando la mano de recobro corta el rayo láser imaginario que está casi tocando	50
Conexión entre cadera-mano	Explotar la conexión cadera y mano del mismo lado	102
Avance y deslizamiento	Relación entre la conexión cadera mano (avance) y posición equilibrada lateral	118
Ritmo de cadera	Pasar a las posiciones de deslizamiento lateral con rapidez	132
Velocidad fácil	Liberar las tensiones de cualquier parte del cuerpo	143

6

ZONA VERDE

Los entrenamientos de la zona verde consisten principalmente en tareas de equilibrio corporal y de técnica de estilos con una pequeña cantidad de nado a ciclo completo. Puede realizarlas todas con aletas de entrenamiento, tanto de pala normal como pala corta. Si tiene un buen avance en la batida sin aletas, puede realizar los entrenamientos sin ellas. Suponiendo que empieza con aletas de tamaño grande, deberá pasar posteriormente a las de pala corta y, con el tiempo, a prescindir de ellas a medida que vaya encontrándose más cómodo realizando varias tareas y ejercicios.

Las tareas de esta zona verde las utilizará también en las demás zonas. Si encuentra dificultades con alguna tarea específica, dedíquele el tiempo que necesite hasta dominarla. A menudo, el problema real recae en no haber dominado una tarea previa. Independientemente del nivel de habilidad, incluso la tarea más simple de este libro incrementará el conocimiento neuromuscular del nadador. Hasta que se familiarice con las tareas, fotocopie su descripción y plastifíquelas, de forma que pueda echarle un vistazo en la piscina mientras practica.

Debido a que en la mayoría de psicinas son de 25 metros, todos los entrenamientos están diseñados para esa longitud. Con pequeños ajustes, también puede utilizarlos en piscinas de 20 metros y puede fácilmente adaptarlos para piscinas de 50 metros.

LECTURA DE LOS ENTRENAMIENTOS

Existen varias abreviaturas usadas a lo largo de las secciones prácticas de este libro. A primera vista pueden parecer crípticas y confusas, pero una vez haya leído los ejemplos siguientes las entenderá rápidamente.

6 x 25 nado con 15" D. Esto significa nadar 6 largos de piscina (de 25 metros de longitud cada uno), realizando un descanso de 15 segundos en cada extremo de la piscina.

6 x 25 nado con 15" Dmáx. Igual que en el ejemplo anterior excepto que Máx (máximo) significa que puede optar por realizar un descanso menor de 15 segundos si lo desea. Es importante realizar un descanso suficiente para poder recuperarse y realizar el largo siguiente con buena ejecución.

6 x 25 con 15" D – Alt 25 EA/25 EP. Esto significa realizar 6 largos de piscina, tomando un descanso de 15 segundos al finalizar cada uno de ellos. Alterne un largo en tarea de equilibrio anterior o boca abajo con uno realizando una tarea de equilibrio posterior o boca arriba.

4 x 50 EDL con 15" D – Alt 25 Dr/25Iz. Esto significa realizar la tarea de EDL (equilibrio en deslizamiento lateral) durante 50 metros –2 largos de la piscina sin descanso al llegar al extremo del primer largo–; tome a continuación un descanso de 15 segundos, y repítalo 3 veces más para realizar un total de 4. En cada 50, alterne el primer largo sobre el lado derecho con el segundo sobre el lado izquierdo.

FCI. Frecuencia cardiaca inmediata: cuando lea esto, tómese la frecuencia cardiaca tan pronto como pueda.

Lado bueno (hábil) y lado malo (débil). Muchos ejercicios suponen hacer algo con un lado y luego repetirlo con el otro (por ejemplo el equilibrio en deslizamiento lateral, respirar, etc.). Probablemente averigüe que es mejor en la ejecución del ejercicio por un lado que por el otro. Estará más relajado, adoptará la posición correcta con más rapidez, podrá mantenerla durante un mayor tiempo con menor esfuerzo, etc. Llamamos a este lado, el lado bueno o hábil. El lado con el que tienes más problemas es su lado malo o débil.

6 x 15" BV manos secas con: 10" D. Esta notación se refiere a 6 series de batida vertical de 15 segundos cada una, manteniendo las manos por encima de la superficie del agua. Hay unos periodos de descanso de 10 segundos cada uno entre cada serie de 15 segundos de BV.

PUNTOS CLAVE

Cuando nadamos, más que durante la realización de las tareas, no debemos desconectar el cerebro mientras movemos brazos y piernas. Por eso, para muchas prácticas, he anotado una sensación específica o imagen mental en la que concentrarse durante el nado. Estas imágenes mentales son las siguientes:

- **Nadar cuesta abajo:** Concéntrese en mantener la coronilla alineada con su columna vertebral al mismo tiempo que mantiene suficiente presión sobre el flotador (pecho) para mantener las caderas y piernas en la superficie. Debería sentirse como si estuviera ligeramente inclinado hacia delante.
- **Llegar lejos:** En cada rotación asegúrese de que el brazo que realiza la entrada continúa desplazándose hacia delante hasta alcanzar la extensión total en el momento que completa la rotación, como si se estirara intentando alcanzar el extremo opuesto de la piscina.
- **Deslizamiento sobre el costado**: Asegúrese de que en cada rotación queda completamente sobre su costado, con el ombligo orientado hacia la pared lateral. Intente deslizarse sobre ese costado el máximo tiempo posible, antes de empezar a traccionar con el brazo extendido.
- **Intercambio de manos:** Mantenga una mano extendida enfrente del cuerpo hasta que el brazo en recobro esté listo para intercambiar las posiciones. A esto también se le llama nadar en el cuadrante frontal. Busque en el capítulo 4, p. 47 su descripción. El guante es una exageración, pero a veces es útil para conseguir la sensación correcta.
- **Recobro del codo elevado de marioneta:** Ver el capítulo 4, p. 52 para su descripción.
- **Sistema de rayo láser activador del giro:** Ver el capítulo 4, p. 52 para su descripción.
- **Golpe de cadera:** Ver el capítulo 4, p. 53 para su descripción.
- **Tracción vertical del antebrazo:** Ver al capítulo 4, p. 55 para su descripción.
- **Cuente el número de brazadas:** Cuente el número de brazadas que necesita para recorrer el largo de la piscina. Contabilice cada vez que un brazo entre en el agua. La última brazada del largo también se cuenta, aunque toque la pared en lugar de continuar.

A medida que vaya superando las tareas, pase a la siguiente. Intente no pasar más de 15 a 20 segundos desde el momento en que acabe una línea del programa hasta el inicio de la siguiente.

1
RUTINA

TIEMPO TOTAL: 20-30 minutos

Frecuencia cardiaca a trabajar: 60-70 % de la frecuencia máxima.
IEP: 1-4
Calentamiento y vuelta a la calma: Realice toda la práctica a intensidad moderada.

ENTRENAMIENTO

FCI
- 2 x 25 EA con 20" D
- 2 x 25 EP con 20" D
- 4 x 25 con 15" Dmáx – Alt 25 EA/25 EP

FCI
- 2 x 25 EDL con 20" D – Alt 25" Dr/25 Iz
- 4 x 25 con 15" Dmáx – Alt 25 EA/25 EDL Dr/25 EP/25 EDL Iz
- 2 x 25 nado con 20" D (Punto clave: nadar cuesta abajo)

FCI
- 2 x 25 EDL con 15" D
- 4 x 25 con 15" Dmáx – Alt 25 EA/25 EDL Iz/25 EP/25 EDL Dr
- 2 x 25 nado con 20" D (punto clave: nadar cuesta abajo)

Distancia total: 600 metros.

COMENTARIOS

Ésta es una sesión exclusiva de práctica de tareas de equilibrio estático. Realícelas todas a un ritmo cómodo y suave. El objetivo es ejecutar cada tarea sin defectos y estar lo más relajado posible. Si siente que necesita más descanso, tómeselo.

Véase relación de abreviaturas en las páginas 72 y 73.

2
RUTINA

TIEMPO TOTAL: 20-30 minutos

Frecuencia cardiaca a trabajar: 60-70 % de la frecuencia máxima.
IEP: 1-4
Calentamiento y vuelta a la calma: Realice toda la práctica a intensidad moderada.

ENTRENAMIENTO

FCI

- 4 x 25 con 15" Dmáx – Alt 25 EA/25 EP
- 8 x 25 con 15" Dmáx – Alt 25 EA/25 EDL Dr/25 EP/25 EDL Iz

FCI

- 2 x 25 nado con 20" D (punto clave: nadar cuesta abajo)
- 4 x 25 con 15" Dmáx – Alt 25 EA/25 EDL Iz/25 EP/25 EDL Dr
- 4 x 15 BV con 15" D

FCI

- 4 x 25 con 15" Dmáx – Alt 25 EA/25 EDL Iz/25 EP/25 EDL Dr
- 4 x 15 BV con 10" D
- 2 x 25 nado con 20" D (punto clave: nadar cuesta abajo)

Distancia total: 750 metros (incluye la distancia estimada de la BV).

COMENTARIOS

Ésta es una sesión casi exclusiva de práctica de tareas de equilibrio estático. Realice las tareas a un ritmo cómodo y suave, excepto la batida vertical, que tendrá una intensidad mayor. El objetivo es ejecutar cada tarea sin defectos y estar lo más relajado posible. Reduzca, si lo considera oportuno, los intervalos de descanso previos a las tareas que realice con más comodidad, pero si en algún momento siente que necesita más descanso, tómeselo.

3
RUTINA

TIEMPO TOTAL: 20-30 minutos

Frecuencia cardiaca a trabajar: 60-70 % de la frecuencia máxima.
IEP: 1-4
Calentamiento y vuelta a la calma: Realice toda la práctica a intensidad moderada.

ENTRENAMIENTO

FCI

- 8 x 25 con 15" Dmáx – Alt 25 EA/ 25 EDL Dr/25 EP/25 EDL Iz
- 2 x 25 nado libre con 15" D (punto clave: llegar lejos)
- 2 x 25 REC con 15" D

FCI

- 1 x 25 EDL lado hábil
- 2 x 25 EDLR con 15" D lado hábil
- 6 x :15 BV con 15" D (impares, con manos en el pecho, pares con manos fuera del agua)
- 2 x 25 REC con 15" D
- 1 x 25 EDL lado hábil

FCI

- 2 x 25 EDL lado débil
- 2 x 25 EDLR con15" D lado débil
- 6 x 15 BV con 10" D (impares, manos en el pecho; pares, manos fuera del agua)
- 2 x 25 nado libre con 20" D (punto clave: nadar cuesta abajo)

Distancia total: 800 metros (incluye la distancia estimada de BV).

COMENTARIOS

Esta práctica incluye tanto tareas de equilibrio estático como de equilibrio dinámico. Al igual que en las prácticas anteriores, realícelas a ritmo suave y cómodo a excepción de la batida vertical. El objetivo sigue siendo la correcta ejecución, más que la velocidad. Si está usando aletas y se siente con confianza en la realización de algunas tareas, puede intentar realizarlas con aletas de pala corta o sin ellas. Recuerde: el objetivo a largo plazo es poder realizar las tareas de forma cómoda y relajada sin aletas.

Véase relación de abreviaturas en las páginas 72 y 73.

4

RUTINA

TIEMPO TOTAL: 20-30 minutos

Frecuencia cardiaca a trabajar: 60-70 % de la frecuencia máxima.
IEP: 1-4
Calentamiento:

- 8 x 25 con 10" D – Alt 25 REC/25 EDLR Dr/25 REC/25 EDLR Iz
- 4 x 25 con 15" Dmáx – Alt 25 EDLR/25 nado (punto clave: deslizarse sobre el costado)
- FCI

ENTRENAMIENTO

FCI

- 2 x 50 EDLR con 15" D – Alt 25 lado hábil/25 lado débil
- 2 x 25 LFL con 15" Dmáx
- 2 x 25 EDLR con 10" D – Alt 25 Dr/25 Iz
- 2 x 25 LFL con 15" Dmáx

FCI

- 4 x 20 BV con 10" D (impares, con manos en el pecho; pares, con manos fuera del agua)

Vuelta a la calma

- 6 x 25 con 15" Dmáx – Alt 25 EDLR/25 LFL/25 natación libre (punto clave: deslizarse sobre el costado)

Distancia total: 850 metros (incluye la distancia estimada de BV).

COMENTARIOS

Esta práctica introduce la primera tarea de integración del estilo, lateral-frontal-lateral (LFL), y sigue incluyendo tareas de equilibrio estático y equilibrio dinámico. Fíjese que algunos intervalos de descanso se han reducido. A medida que aumente su dominio y relajación en estas tareas, debería necesitar menos descanso. Sin embargo, el objetivo sigue siendo la ejecución sin defectos, por lo que si siente que necesita más descanso para poder realizar una correcta ejecución, descanse más tiempo en las paredes.

TIEMPO TOTAL: 20-30 minutos

Frecuencia cardiaca a trabajar: 60-70 % de la frecuencia máxima.
IEP: 1-4
Calentamiento:
- 6 x 25 con 10" D – Alt 25 EDLR Dr/25 EDLR Iz/25 LFL
- 4 x 25 con 10" D – Alt 25 LFL/25 nado (punto clave: deslizarse sobre el costado)
- FCI

ENTRENAMIENTO

FCI

- 2 x 50 con 15" Dmáx – Alt 25 EDLR/25 LFL
- 4 x 25 con 10" D – Alt 25 LFL/25" DLL
- 2 x 50 con 15" D – Alt 25" DLL/25 LFL
- 2 x 25 nado con 10" D (punto clave: deslizarse sobre el costado)

FCI

- 4 x 20 BV con 10" D (impares, con manos en el pecho; pares, con manos fuera del agua)

Vuelta a la calma

- 6 x 25 con 10" D – Alt 25 EDLR/25 LFL/25 natación libre (punto clave: deslizarse sobre el costado)

Distancia total: 900 metros (incluye la distancia estimada de BV).

COMENTARIOS

Esta práctica introduce otra tarea de integración del estilo, deslizamiento lateral libre (DLL), y sigue incluyendo habilidades de equilibrio dinámico. Tómese más descanso del indicado si se queda sin resuello (se siente cansado) o si lo necesita para poder realizar una correcta ejecución. ¿Ha estado utilizando aletas cortas o ha prescindido de ellas en algunas tareas?

Véase relación de abreviaturas en las páginas 72 y 73.

6
RUTINA

TIEMPO TOTAL: 20-30 minutos

Frecuencia cardiaca a trabajar: 60-70 % de la frecuencia máxima.
IEP: 1-4
Calentamiento:
- 4 x 25 con 10" D – Alt 25 EA/25 EDL Dr/25 EDL Iz/25 nado libre (punto clave: nadar cuesta abajo)
- 4 x 25 con 10" D – Alt 25 REC/25 EDLR Dr/25 EDLR Iz/25 nado libre (punto clave: deslizarse sobre el costado)
- FCI

ENTRENAMIENTO

FCI
- 2 x 25 con 15" D 3 + D
- 2 x 50 con 15" Dmáx – Alt 25 LFL/25 3 + D
- 2 x 25 con 10" Dmáx – Alt 25 LFL/25" DLL
- 2 x 50 con 15" D – Alt 25 DLL/25 3 + D/25 nado (punto clave: tracción vertical del antebrazo)

FCI
- 2 x 25 nado con 10" D (punto clave: intercambio de manos)
- 4 x 20 BV con 10" D (pares, con manos sobre la cabeza; impares, con manos fuera del agua)

FCI

Vuelta a la calma
- 6 x 25 con 10" D – Alt 25 LFL/25 DLL/25 nado libre (punto clave: intercambio de manos)

Distancia total: 850 metros (incluye la distancia estimada de BV).

COMENTARIOS

Esta práctica introduce la última tarea de integración del estilo (3 + D), junto con un rápido repaso de las habilidades iniciales durante el calentamiento o fase de adaptación. Fíjese en que gradualmente está incrementando la distancia total de nado. Relea las descripciones de los puntos clave indicados para cada tarea. Fíjese también en el cambio de manos y posición de brazos en la serie de la BV.

TIEMPO TOTAL: 20-30 minutos

Frecuencia cardiaca a trabajar: 60-70 % de la frecuencia máxima.
IEP: 1-4
Calentamiento:

- 4 x 25 con 10" D – Alt 25 EDL Dr/25 EDL Iz/25 LFL/25 nado libre (punto clave: deslizarse sobre el costado)
- 4 x 25 con 10" D – Alt 25 EDLR Dr/ 25 EDLR Iz/ 25 DLL/ 25 nado libre (punto clave: intercambio de manos)
- FCI

ENTRENAMIENTO

FCI

- 2 x 50 con 15" Dmáx – Alt 25 LFL/25 3 + D nado (punto clave: tracción vertical del antebrazo)
- 2 x 25" DLL con 10" D
- 2 x 75 con 30" Dmáx – Alt 25 LFL/25 3 + D/25 nado libre (punto clave: intercambio de manos)

FCI

- 1 x 25 EA
- 1 x 25 EP
- 4 x 30 BV con 15" D (impares, con manos fuera del agua; pares, con manos sobre la cabeza)

FCI

Vuelta a la calma

- 3 x 50 con 10" D – Alt 25 EP/ 25 EDLR

Distancia total: 900 metros (incluye la distancia estimada de BV).

COMENTARIOS

Esta práctica incluye por lo menos un largo en cada tarea técnica. Fíjese que gradualmente se están conjuntando series de tareas y distancias de nado más largas sin descanso. La parte de BV en este entrenamiento o práctica es la más exigente por el momento.

Véase relación de abreviaturas en las páginas 72 y 73.

8 RUTINA

TIEMPO TOTAL: 20-30 minutos

Frecuencia cardiaca a trabajar: 60-70 % de la frecuencia máxima.
IEP: 1-4
Calentamiento:

- 4 x 25 con 10" D – Alt 25 LFL/ 25 EDL lado débil/25 LFL/25 nado libre (punto clave: deslizarse sobre el costado)
- 2 x 50 con 10" D – Alt 25 EDLR lado débil/25 nado libre (punto clave: golpe de cadera)
- FCI

ENTRENAMIENTO

FCI

- 1 x 100 – Alt 25 EA/ 25 EDLR lado débil/25 3 + D/25 nado libre (punto clave: golpe de cadera)
- 1 x 75 EDL – Alt 25 lado débil/25 lado hábil/25 lado débil
- 1 x 75 – Alt 25 LFL/25 3 + D/25 nado (punto clave: intercambio de manos)
- 1 x 50 EDL – Alt 25 lado débil/25 lado hábil

FCI

- 1 x 25 a velocidad alta (punto clave: nadar cuesta abajo)
- 1 x 25 EDLR lado débil
- 1 x 25 a velocidad alta (punto clave: golpe de cadera)
- 1 x 25 EDL lado débil
- 4 x 15 BV con 15" D con manos sobre la cabeza

FCI

Vuelta a la calma

- 3 x 50 con 10" D – Alt 25 EDLR lado débil/25 EDLR lado hábil

Distancia total: 900 metros (incluye la distancia estimada de BV).

COMENTARIOS

Ésta es la primera práctica en la que nada rápido un par de largos. No se alarme si todas sus mejoras técnicas parecen desaparecer durante estas primeras veces de nado rápido. Es normal. Realice un descanso mayor tras éstos, si lo necesita. Ponga especial atención a las tareas de deslizamiento lateral sobre su lado débil. Averigue qué es lo que está realizando diferente en este lado que le impide sentirlo como el hábil. Normalmente el problema es debido a la posición de la cabeza, la presión sobre el flotador (pecho) o ambos.

TIEMPO TOTAL: 20-30 minutos

Frecuencia cardiaca a trabajar: 60-70 % de la frecuencia máxima.
IEP: 1-4
Calentamiento:

- 4 x 25 con 10" D – Alt 25 LFL/ 25 EDL lado débil/25 LFL/25 nado libre (punto clave: deslizarse sobre el costado)
- 2 x 50 con 10" D – Alt 25 EDLR lado débil/25 nado libre (punto clave: golpe de cadera)
- FCI

ENTRENAMIENTO

FCI

- 1 x 100 con 20" D – Alt 25 EA/ 25 EDLR lado débil/25 5 + D/25 nado libre (punto clave: intercambio de manos)
- 2 x 75 con 15" Dmáx – Alt 25 5 + D/25 LFL/25 5 + D (punto clave: tracción vertical de la brazada)
- 2 x 50 con 10" Dmáx – Alt 25 LFL/25 nado libre (punto clave: recobro del codo elevado de marioneta)

FCI

- 1 x 25 DLL
- 1 x 25 a velocidad alta (punto clave: llegar lejos)
- 1 x 25 EDLR lado débil
- 1 x 25 a velocidad alta (punto clave: deslizarse sobre el costado)
- 1 x 25 EDLR lado hábil
- 3 x 25 natación libre (punto clave: sistema de rayo láser de inicio del giro) con 15" Dmáx

FCI

Vuelta a la calma

- 3 x 50 con 10" D – Alt 25 EDL lado débil/25 5 + D

Distancia total: 900 metros.

COMENTARIOS

Asegúrese de releer la descripción de cada punto clave de los nados incluidos en esta práctica. Luego aplíquelos. Desconectando su atención (o intentando centrarse en 15 cosas al mismo tiempo) reduce su habilidad para actuar correctamente y su potencial de aprendizaje neuromuscular.

Véase relación de abreviaturas en las páginas 72 y 73.

10 RUTINA

TIEMPO TOTAL: 20-30 minutos

Frecuencia cardiaca a trabajar: 60-70 % de la frecuencia máxima.
IEP: 1-4
Calentamiento:

- 4 x 50 con 10" D – Alt 25 EDLR lado débil/25 5 + D
- 2 x 50 con 10" D – Alt 25 EDLR lado hábil/25 nado libre (punto clave: mantener la cuenta del número de brazadas)
- FCI

ENTRENAMIENTO

FCI

- 1 x 100 – Alt 25 EDLR lado hábil/25 3 + D/25 nado libre (punto clave: mantener o reducir el número de brazadas)
- 2 x 75 con 10" Dmáx – Alt 25 DLL/5 + D/25 nado libre (punto clave: mantener o reducir el número de brazadas)
- 2 x 50 con 10" Dmáx – Alt 25 DLL/25 nado libre (punto clave: mantener o reducir el número de brazadas)
- 1 x 25 a velocidad alta (punto clave: intercambio de las manos y cuenta del número de brazadas)
- 1 x 25 EDLR lado débil

FCI

- 1 x 25 a velocidad alta (punto clave: intercambio de manos y cuenta del número de brazadas)
- 1 x 25 3 + D
- 4 x 25 natación libre con 15" Dmáx Cada una a mayor velocidad que la anterior (atención a: 1) llegar más lejos, 2) intercambio de manos, 3) nadar cuesta abajo, 4) golpe de cadera, y cuenta del número de brazadas en las cuatro)

FCI

Vuelta a la calma

- 3 x 50 con 10" D – Alt 25 EDL lado débil/25 5 + D

Distancia total: 1.000 metros.

COMENTARIOS

Pase de una línea del programa a la siguiente tan rápido como pueda. Fíjese en el énfasis en mantener la cuenta de brazadas que se hace en esta práctica. El número de brazadas es nuestra herramienta más útil e inmediata para saber la eficiencia de nado. Debemos intentar en todo momento disminuir el número de brazadas vayamos a la velocidad que vayamos. Debemos evitar la tendencia a aumentar el número de brazadas por largo cuando aumentamos la velocidad.

ANTES DE PASAR A LA ZONA AZUL

Cuando haya realizado todas las prácticas de la zona verde una vez, repita la prueba T-15 del capítulo 3. La idea es llegar más lejos al cabo del periodo de 15 minutos. Realice la prueba T-15 sin aletas. Así estará comparando manzanas con manzanas.

Si fue incapaz de finalizar la prueba T-15 inicial sin parar, puede tener mejoras significativas únicamente disminuyendo los descansos. Debe poner especial énfasis en los fundamentos que ha estado aprendiendo durante la mayor parte del tiempo que realice la prueba. Use los puntos clave a lo largo del nado para mantener su materia gris correctamente centrada; nadar cuesta abajo, alargar al máximo, deslizamiento lateral, intercambio de manos, recobro del codo elevado de marioneta, sistema de rayo láser activador del giro, golpe de cadera y cuenta del número del brazadas.

Cuando complete la prueba T-15, anote estos resultados junto a los resultados anteriores. Cada vez que acabe un grupo completo de prácticas de un color, repita la prueba T-15. Si decide pasar por las prácticas de la zona verde de nuevo, repita la prueba T-15 y anote los resultados antes de pasar a la zona azul.

7

ZONA AZUL

Asumiendo que ha entrenado completando todas las actividades de la zona verde un par de veces y que puede realizarlas con facilidad y dentro de la franja de frecuencia cardiaca establecida, probablemente es tiempo de pasar a las prácticas de la zona azul. A esta altura debería dominar las tareas técnicas y puntos clave de la zona verde. Si aún no es así, repase y practique las áreas que más le convengan.

Las prácticas de la zona azul, al igual que las de la zona verde, consisten principalmente en tareas de equilibrio corporal y de técnica de estilo, con una pequeña carga de natación con técnica completa. La duración de estas prácticas será mayor (30-40 minutos en lugar de los 20-30 de la zona verde). Estas prácticas son similares a las de la zona anterior con la diferencia de que hay más repetición de tareas y los puntos clave son diferentes.

Aunque sigo recomendando el uso de las aletas en aquellas tareas con las que no se sienta cómodo, nuestro objetivo a largo plazo es pasar de aletas grandes a aletas pequeñas y finalmente a nadar sin ellas en todas las tareas. A medida que vaya pasando por estas prácticas, busque siempre oportunidades para no depender tanto de las aletas, especialmente durante la natación libre más que durante las tareas.

LECTURA DE LOS ENTRENAMIENTOS

Esta sección introduce unas abreviaciones nuevas:

4 x 25 natación libre 1@BN/L, 2@ – 1B/L, 1@ – 2B/L. B/L significa brazada por largo. Habrá más actividad al contar el número de brazadas en la zona azul, por lo que deberá estar atento y controlar cuántas brazadas por largo realiza. Con el 1@BN/L hay que nadar 25 m a un ritmo de brazada normal por largo (el número de brazadas que está realizando por largo cuando no está intentando hacer nada especial). Con 2@ – 1B/L, que incluye el signo –, quiero expresar nadar los dos próximos 25 metros con un número de brazadas inferior a la cuenta normal (lo mismo en – 2B/L, – 3B/L, etc.). Según el enunciado del encabezamiento, si realiza el primer largo con un total de 18 brazadas, entonces los dos próximos largos debería realizarlos en 17 brazadas, y el cuarto en 16.

4 x 25 natación libre – Progresiva 1-4 (o prog 1-4) . La zona azul introduce unas cuantas series en las que varía la velocidad. Progresiva 1-4 significa que en una serie de cuatro largos, debe realizar el primero a un ritmo suave, el segundo un poco más rápido, el tercero más rápido y el cuarto todavía más rápido.

6 x 25 natación libre – Progresiva 1-3 rep. Progrese de 1 a 3 repetidamente. Incremente del primero al tercer largo, y luego en el cuarto vuelva de nuevo a un ritmo inferior, y continúe incrementando otra vez.

NUEVO PUNTO CLAVE

A continuación hay una imagen mental más a usar como punto de referencia mientras nade o realice tareas.

- **El Pincho.** Póngase completamente de pie mirando al frente e imagine un pincho atravesando su coronilla en dirección caudal a través de la columna. Cuando nade, imagine que tiene colocado el pincho en todo momento y su función es no hacer nada que lo doble. Cuando gire el cuerpo de una posición lateral a la otra, ese pincho debe ser el eje de rotación. Cuando gire la cabeza para respirar, el pincho es el eje de rotación. Si eleva la cabeza, aunque sólo sea un poco, doblará el pincho. Cada vez que doble el pincho, perderá el equilibrio.

Ahora entre en la zona azul.

TIEMPO TOTAL: 30-40 minutos

Frecuencia cardiaca a trabajar: 60-70 % de la frecuencia máxima.
IEP: 1-4
Calentamiento y vuelta a la calma: Realice toda la práctica a intensidad moderada.

ENTRENAMIENTO

FCI
- 2 x 25 EA con 10" D
- 2 x 25 EP con 10" D
- 2 x 25 natación libre: 10" D (punto clave: nadar cuesta abajo)

FCI
- 3 x 50 con 15" D – Alt 25 EA/25 EP
- 2 x 75 EDL con 20" D – Alt 25 lado débil/25 lado hábil/ 25 lado débil
- 1 x 100 – Alt 25 EA/25 EP/25 EDL lado débil/25 EDL lado hábil
- 1 x 50 – Alt 25 EDL lado hábil/25 natación libre (punto clave: deslizarse sobre el costado)

FCI
- 4 x 25 con 15" Dmáx – Alt 25 EA/25 EDL Dr/25 EP/25 EDL Iz
- 2 x 25 natación libre con 15" D (punto clave: nadar cuesta abajo)
- 2 x 25 EDL con 15" D

FCI
- 2 x 25 natación libre con 15" Dmáx (punto clave: deslizarse sobre el costado)
- 4 x 25 con 15" Dmáx – Alt 25 EA/25 EDL Iz/25 EP/25 EDL Dr
- 2 x 25 natación libre con 15" D (punto clave: nadar cuesta abajo)

Distancia total: 1.000 metros.

COMENTARIOS

Al igual que en la primera práctica de la zona verde, es una sesión de práctica exclusiva de las tareas de equilibrio estático. El objetivo es ejecutar cada tarea sin defectos y estar lo más relajado posible. Si siente que necesita más descanso, tómeselo.

Véase relación de abreviaturas en las páginas 72 y 73.

2
RUTINA

TIEMPO TOTAL: 30-40 minutos

Frecuencia cardiaca a trabajar: 60-70 % de la frecuencia máxima.
IEP: 1-4
Calentamiento y vuelta a la calma: Realice toda la práctica a intensidad moderada.

ENTRENAMIENTO

FCI

- 4 x 25 con 15" Dmáx - Alt 25 EA/25 EP
- 8 x 25 con 15" Dmáx - Alt 25 EA/25 EDL Dr/25 EP/25 EDL Iz
- 4 x 25 con 15" D - Alt 25 EDL lado hábil/25 natación libre (punto clave: nadar cuesta abajo)

FCI

- 4 x 25 con 15" Dmáx – Alt 25 EA/25 EDL Iz/25 EP/25 EDL Dr
- 4 x 15 BV con 10" D – Manos en el pecho
- 6 x 25 con 15" Dmáx – Alt 25 EA/25 EDL lado débil/25 natación libre (punto clave: deslizarse sobre el costado)

FCI

- 4 x 15 BV con 10" D – Manos fuera del agua
- 4 x 25 natación libre con 15" Dmáx (punto clave: 25 nadar cuesta abajo/ 25 deslizarse sobre el costado)
- 6 x 15 BV con 10" D – Manos fuera del agua
- 2 x 50 con 15" Dmáx – Alt 25 EDL lado débil/25 natación libre (punto clave: contar el número de brazadas)

Distancia total: 1.100 metros (incluye la distancia estimada de BV).

COMENTARIOS

De nuevo, ésta es principalmente una sesión de práctica de las tareas de equilibrio estático. Realícela a ritmo suave (excepto la BV, que puede ser más intensa) reduciendo los tiempos de descanso previos a las tareas con las que se sienta más cómodo. ¿Está mejorando lo suficiente en estas tareas simples como para eliminar el uso de las aletas?

3
RUTINA

TIEMPO TOTAL: 30-40 minutos

Frecuencia cardiaca a trabajar: 60-70 % de la frecuencia máxima.
IEP: 1-4
Calentamiento:

- 8 x 25 con 15" Dmáx – Alt 25 EA/ 25 EDL Dr/25 EP/25 EDL Iz
- 2 x 25 natación libre con15" D (punto clave: llegar lejos)
- FCI

ENTRENAMIENTO

FCI

- 4 x 25 natación libre con 20" Dmáx – Prog 1-3 (punto clave: contar las brazadas; no permitas que aumente el número de B/L)
- 2 x 25 REC con 15" D
- 3 x 25 EDL con 10" D – Alt 25 lado débil/ 25 lado hábil/ 25 lado débil
- 3 x 25 EDLR con 10" D – Alt 25 lado débil/ 25 lado hábil/ 25 lado débil

FCI

- 6 x :15 BV con 15" D (impares, con manos en el pecho; pares, con manos fuera del agua)

FCI

- 2 x 25 REC con 15" D
- 6 x 25 EDLR con 15" D – Alt 25 lado débil/25 lado hábil/25 nado libre (punto clave: el pincho)
- 2 x 25 EDL con 15" D lado débil

FCI

- 6 x 15 BV con 10" D (pares, con manos fuera del agua; impares, manos en el pecho)

FCI

Vuelta a la calma

- 2 x 25 natación libre con 15" D (punto clave: nadar cuesta abajo)
- 2 x 25 REC con 10" D

Distancia total: 1.200 metros (incluye la distancia estimada de BV).

COMENTARIOS

Fíjese que a menudo realice una tarea para aislar una habilidad, y a continuación le sigue una serie de natación libre en la que alguno de los aspectos de la habilidad es el punto focal. ¿Ha probado alguna de las tareas de BV con aletas cortas o sin ellas?

Véase relación de abreviaturas en las páginas 72 y 73.

4

RUTINA

TIEMPO TOTAL: 30-40 minutos

Frecuencia cardiaca a trabajar: 60-70 % de la frecuencia máxima.
IEP: 1-4
Calentamiento:

- 8 x 25 con 10" D – Alt 25 REC/25 EDLR Dr/25 REC/25 EDLR Iz
- 4 x 25 con 15" Dmáx – Alt 25 EDLR/25 nado (punto clave: deslizarse sobre el costado)
- FCI

ENTRENAMIENTO

FCI

- 4 x 75 EDLR con 20" D – Alt 25 lado hábil/25 lado débil/25 natación libre (centrándose en el pincho)
- 4 x 25 LFL con 15" Dmáx
- 2 x 25 EDLR con 10" D – Alt 25 Dr/25 Iz
- 2 x 25 LFL con 15" Dmáx (punto clave: tracción vertical del antebrazo)
- 2 x 25 natación libre con15" D (punto clave: deslizarse sobre el costado y contar el número de brazadas)

FCI

- 6 x 20 BV con 15" D (impares, con manos en el pecho; pares, con las manos fuera del agua)

Vuelta a la calma

- 6 x 25 con 15" Dmáx – Alt 25 EDLR/25 LFL/25 nado (punto clave: deslizarse sobre el costado)

Distancia total: 1.200 metros (incluye la distancia estimada de BV).

COMENTARIOS

A medida que aumente el dominio y la relajación en estas tareas, debería necesitar menos descanso. Averigüe el tiempo de reposo mínimo con el que puede seguir el ritmo del entrenamiento en aquellas tareas en que se indique Dmáx . Sin embargo, el objetivo sigue siendo eliminar defectos, por lo que si siente que necesita mayor descanso para poder realizar una correcta ejecución, aumente los tiempos de descanso. Tome siempre los aspectos de una tarea que domine e intente aplicarlos durante las series de natación libre.

TIEMPO TOTAL: 30-40 minutos

Frecuencia cardiaca a trabajar: 60-70 % de la frecuencia máxima.
IEP: 1-4
Calentamiento:

- 6 x 25 con 10" D – Alt 25 EDLR Dr/25 EDLR Iz/25 nado libre (punto clave: pincho)
- 6 x 25 con 10" D – Alt 25 LFL/25 nado (punto clave: deslizarse sobre el costado)
- FCI

ENTRENAMIENTO

FCI

- 6 x 50 con 15" Dmáx – Alt 50 EDLR/50 LFL/50 5 + D
- 4 x 25 con 10" D – Alt 25 DLL/25 nado libre (punto clave: intercambio de manos)
- 2 x 50 con 15" D – Alt 25 EDL/25 LFL (punto clave: tracción vertical del antebrazo)
- 2 x 25 natación libre con 10" D (punto clave: deslizarse sobre el costado) 1@BN/L, 1@ – 2B/L

FCI

- 4 x 20 BV con 10" D (impares, con manos en el pecho; pares, con manos fuera del agua)

Vuelta a la calma

- 6 x 25 con 10" D – Alt 25 EDLR/25 LFL/25 nado (punto clave: deslizarse sobre el costado)

Distancia total: 1.300 metros (incluye la distancia estimada de BV).

COMENTARIOS

Tómese más descanso si se siente cansado o si lo necesita para poder realizar una correcta ejecución. ¿En qué tareas ha estado utilizando aletas cortas o únicamente pies? Espero que a estas alturas sea en todas las tareas de equilibrio estático (EA, EP, EDL) y quizás en las de equilibrio dinámico (REC, EDLR).

Véase relación de abreviaturas en las páginas 72 y 73.

6
RUTINA

TIEMPO TOTAL: 30-40 minutos

Frecuencia cardiaca a trabajar: 60-70 % de la frecuencia máxima.
IEP: 1-4
Calentamiento:

- 4 x 25 con 10" D – Alt 25 EA/25 EDLR Dr/25 EDLR Iz/25 nado libre (punto clave: nadar cuesta abajo)
- 4 x 25 con 10" D – Alt 25 REC/25 EDLR Dr/25 EDLR Iz/25 nado libre (punto clave: deslizarse sobre el costado)
- 4 x 25 con 10" D – Alt 25 LFL/25 3 + D/25 5 + D/25 natación libre (punto clave: intercambio de manos)
- FCI

ENTRENAMIENTO

FCI

- 2 x 25 natación libre con 10" D (punto clave: recobro elevado del codo de marioneta y el sistema de rayo láser activador del giro)
- 2 x 50 con 15" Dmáx – Alt 25 LFL/25 3 + D
- 2 x 25 con 10" Dmáx – Alt 25 LFL/25 EDL (punto clave: tracción vertical del antebrazo)
- 4 x 75 con 15" D – Alt 25 EDL/25 3 + D/25 nado libre (punto clave: deslizarse sobre el costado)

FCI

- 2 x 25 nado con 10" D (punto clave: intercambio de manos)
- 4 x 20 BV con 10" D (pares, manos encima de la cabeza; impares, manos fuera del agua)

FCI

Vuelta a la calma

- 6 x 25 con 10" D – Alt 25 LFL/25 EDL/25 nado (punto clave: intercambio de manos y contar el número de brazadas)

Distancia total: 1.200 metros (incluye la distancia estimada de BV).

COMENTARIOS

Tenga presente las descripciones de los puntos clave. Fíjese en el cambio de las posiciones de las manos y brazos en la serie de la BV.

TIEMPO TOTAL: 30-40 minutos

Frecuencia cardiaca a trabajar: 60-70 % de la frecuencia máxima.
IEP: 1-4
Calentamiento:

- 4 x 25 con 10" D – Alt 25 EDL Dr/25 EDL Iz/25 LFL/25 nado libre (punto clave: deslizarse sobre el costado)
- 4 x 50 con 15" D – Alt 25" DLL/ 25 nado libre (punto clave: intercambio de manos)
- FCI

ENTRENAMIENTO

FCI

- 2 x 50 con 15" Dmáx – Alt 25 LFL/25 3 + D
- 2 x 25" DLL con 10" D (punto clave: tracción vertical del antebrazo)
- 2 x 75 con 30" Dmáx – Alt 25 LFL/25 3 + D/25 nado (punto clave: intercambio de manos)

FCI

- 1 x 25 EA
- 2 x 25 natación libre con 5" D (punto clave: nadar cuesta abajo) 1@BN/L, 1@-2B/L
- 1 x 25" DLL (punto clave: el pincho)
- 2 x 25 nado libre con 5" D (punto clave: deslizarse sobre el costado) 1@BN/L, 1@-2B/L
- 4 x 30 BV con 10" D (impares, manos fuera del agua; pares, manos sobre la cabeza)

FCI

Vuelta a la calma

- 4 x 75 con 15" D - Alt 25 EP/ 25 EDLR/25 nado libre (punto clave: contar el número de brazadas)

Distancia total: 1.300 metros (incluye la distancia estimada de BV).

COMENTARIOS

Esta práctica incluye por lo menos un largo en cada tarea técnica. Independientemente del nivel de condición física o habilidad, cada vez que repita una tarea que cree ya conocer bien, su sistema neuromuscular aprende nuevas habilidades o depura las ya aprendidas. La parte de la BV de este entrenamiento sigue siendo la más intensa por el momento.

Véase relación de abreviaturas en las páginas 72 y 73.

8
RUTINA

TIEMPO TOTAL: 30-40 minutos

Frecuencia cardiaca a trabajar: 60-70 % de la frecuencia máxima.
IEP: 1-4
Calentamiento:

- 4 x 25 con 10" D – Alt 25 LFL/ 25 EDL lado débil/25 LFL/25 nado libre (punto clave: deslizarse sobre el costado)
- 2 x 50 con 10" D – Alt 25 EDLR lado débil/25 nado libre (punto clave: golpe de cadera)
- 1 x 100 – Alt 50 natación libre (puntp clave: BN/L)/25 EDL lado débil/25 nado (punto clave: reducir las brazadas [2 – 2 B/L])
- FCI

ENTRENAMIENTO

FCI

- 1 x 100 – Alt 25 EA/ 25 EDLR lado débil/25 3 + D/25 nado libre (punto clave: golpe de cadera)
- 2 x 75 EDL con 10" Dmáx – Alt 25 lado débil/25 lado hábil/25 lado débil
- 2 x 75 con 15" Dmáx – Alt 25 LFL/25 3 + D/25 nado (punto clave: intercambio de manos)
- 3 x 50 EDL con 10" Dmáx – Alt 25 lado débil/25 lado hábil

FCI

- 1 x 25 a velocidad alta (punto clave: nadar cuesta abajo)
- 1 x 25 EDLR lado débil
- 1 x 25 a velocidad alta (punto clave: golpe de cadera)
- 1 x 25 EDL lado débil
- 4 x 15 BV con 15" D con manos sobre la cabeza

FCI

Vuelta a la calma

- 3 x 50 con 10" D – Alt 25 EDLR lado débil/25 nado libre (punto clave: pincho)

Distancia total: 1.300 metros (incluye la distancia estimada de BV).

COMENTARIOS

Hacía tiempo que no realizaba dos largos a una velocidad rápida. Debería ir apreciando la aparición de habilidades durante estos largos a mayor velocidad. Realice un descanso mayor tras ellos, si lo necesita. Averiguar qué está realizando diferente en las tareas sobre su lado débil que le impide sentirlas como en el lado hábil. El problema es normalmente debido a la posición de la cabeza, la presión sobre el flotador (pecho) o ambos.

9 RUTINA

TIEMPO TOTAL: 30-40 minutos

Frecuencia cardiaca a trabajar: 60-70 % de la frecuencia máxima.
IEP: 1-4
Calentamiento:

- 4 x 25 con 10" D – Alt 25 LFL/ 25 EDL lado débil/25 LFL/ 25 nado libre (punto clave: deslizarse sobre el costado)
- 4 x 50 con 10" D – Alt 25 EDLR lado débil/25 nado libre (punto clave: golpe de cadera)
- FCI

ENTRENAMIENTO

FCI

- 3 x 100 con 20" D – Alt 25 EA/ 25 EDLR lado débil/25 5 + D/25 nado libre (punto clave: intercambio de manos y contar el número de brazadas)
- 3 x 75 con 15" Dmáx – Alt 25 5 + D/25 LFL/25 5 + D
- 3 x 50 con 10" Dmáx – Alt 25 LFL/25 nado libre (punto clave: recobro del codo elevado de marioneta)

FCI

- 1 x 25" DLL
- 1 x 25 a velocidad alta (punto clave: llegar lejos) BN/L
- 1 x 25 EDLR lado débil
- 1 x 25 a velocidad alta (punto clave: deslizarse sobre el costado) – 1B/L

FCI

- 1 x 25 EDLR lado hábil
- 1 x 25 a velocidad alta (punto clave: intercambio de manos)
- 1 x 25" DLL (punto clave: tracción vertical del antebrazo)
- 4 x 25 natación libre (punto clave: sistema de rayo láser activador del giro y contar el número de B/L) con 15" Dmáx

FCI

Vuelta a la calma

- 3 x 50 con 10" D – Alt 25 EDL lado débil/25 5 + D

Distancia total: 1.400 metros,

COMENTARIOS

¿Sabe qué significa cada uno de los puntos clave? Si existe alguno que no lo conozca lo suficientemente bien como para explicárselo a otra persona, retroceda y estudie su descripción. ¿Realice un número de brazadas inferior al que realizaba cuando empezó estas prácticas?

Véase relación de abreviaturas en las páginas 72 y 73.

10 RUTINA

TIEMPO TOTAL: 30-40 minutos

Frecuencia cardiaca a trabajar: 60-70 % de la frecuencia máxima.

IEP: 1-4

Calentamiento:

- 4 x 50 con 10" D – Alt 25 EDLR lado débil/25 5 + D
- 2 x 50 con 10" D – Alt 25 EDLR lado hábil/25 nado libre (punto clave: mantener la cuenta del número de brazadas)
- FCI

ENTRENAMIENTO

FCI

- 4 x 15 BV con 10" Dmáx
- 1 x 100 – Alt 25 EDLR lado hábil/25 3 + D/25 5 + D/25 nado libre (punto clave: contar el número de brazadas)
- 2 x 75 con 10" Dmáx – Alt 25 DLL/25 5 + D/25 nado libre (punto clave: conatr el número de brazadas)
- 2 x 50 con 10" Dmáx – Alt 25 DLL/25 nado libre (punto clave: contar el número de brazadas)
- 2 x 25 a velocidad alta con 30" D (punto clave: golpe de cadera y contar el número de brazadas)
- 4 x 25 con 10" Dmáx – Alt 25 EDLR lado débil/25 EDLR lado hábil

FCI

- 4 x 25 nado libre con 15" Dmáx (punto clave: deslizarse sobre el costado y en el número de brazadas) 1 @BN/L, 2@ – 1B/L, 1@ – 2B/L
- 2 x 25 3 + D con 5" D
- 4 x 50 natación libre con 30" Dmáx – Prog 1-4 [centrarse en 1) llegar lejos, 2) intercambio de manos, 3) nadar cuesta abajo, 4) golpe de cadera, y control del número de brazadas en las cuatro series

FCI

Vuelta a la calma

- 3 x 50 con 10" D – Alt 25 EDL lado débil/25 5 + D

Distancia total: 1.400 metros.

COMENTARIOS

Pase de una línea del programa a la siguiente tan rápido como pueda. Ponga énfasis en mantener la cuenta de brazadas que se hace en esta práctica. Disminuir el número de brazadas a cualquier velocidad debería ser un proceso continuo. Esta práctica tiene la serie ininterrumpida de nado libre más larga hasta ahora (4 x 50 prog). Puede que tenga que empezar estas series a un ritmo menor del que piensa para poder reducir los tiempos posteriormente.

8

ZONA VIOLETA

La zona azul se basó en el aprendizaje y depuración de tareas técnicas a partir de un formato de entrenamiento. La natación libre estuvo restringida a no más de un 30 % de la distancia total recorrida en cualquier práctica. Si ha realizado todas las prácticas de la zona azul un par de veces y puede permanecer dentro de la franja de frecuencia cardiaca establecida (excepto cuando se indicaba un largo a velocidad rápida o la batida vertical), es hora de entrar en la zona púrpura.

Las prácticas de la zona púrpura implicarán más natación libre con ciclo de brazos completo, pero seguirán incluyendo entre un 30 y un 50 % de tareas técnicas. La duración de estas prácticas permanecerá entre los 30 y 40 minutos. Sin embargo, la intensidad se incrementará, ya sea reduciendo el descanso o bien aumentando la velocidad, con lo que la distancia total que recorra será mayor que en la zona azul. Aunque animo a llevar aletas de entrenamiento en las tareas en las que todavía no esté cómodo, ya debería haber pasado a las aletas cortas. A partir de ahora, las notaciones de la práctica incluirán información sobre cuándo ponérselas. Excepto para la realización de las tareas en las que todavía las necesite, no las utilice a menos que esté indicado en el ejercicio.

LECTURA DE LOS ENTRENAMIENTOS

Esta sección introduce algunas abreviaciones nuevas:

Aletas

La serie de prácticas siguiente conlleva el uso de aletas.

4 x 25 nado con aletas
4 x 25 nado con aletas PC
4 x 25 nado aletas Opt

Cuando aparezca la palabra aletas, utilice las de longitud normal. Aletas PC hace referencia a aletas de pala corta. Aletas Opt significa que son optativas; puede llevarlas o no, como decida según su voluntad.

E tarea

E tarea significa elección de tarea. Donde esto aparezca, puede elegir cualquier tarea técnica de las presentadas. Esto es lo que observará:

4 x 25 con 10" D E Tarea
4 x 25 con 10" D E Tarea EE
4 x 25 con 10" D E Tarea ED
4 x 25 con 10" D E Tarea IE
4 x 25 con 10" D E Tarea Mix

E tarea EE significa que puede elegir entre las tareas de equilibrio estático (EA, EP, EDL). E tarea ED hace referencia a nuestra tarea de equilibrio dinámico (EDLR, REC). E tarea IE se refiere a la elección de una tarea de integración de estilos (LFL, DLL, 3 + D, 5 + D). E tarea Mix significa que puede elegir y mezclar más de una tarea, quizás realizando un largo en EA, un largo en EDL y dos largos en 3 + D.

Más series de trabajo

No piense que va a ser tan fácil. Aquí hay algunas anotaciones más de las series de trabajo que verá en la zona violeta.

8 minutos de series de 50 (punto clave: la cuenta del número de brazadas) con FCI (manteniéndose dentro de la frecuencia cardiaca establecida). Nade 50 m, punto clave: número de brazadas. Tómese la frecuencia cardiaca inmediata. Tan pronto como la tenga nade otros 50 m, tome de nuevo la FCI y repita este ciclo hasta finalizar los 8 minutos. Si tiene tiempo, antes de que los 8 minutos se agote de empezar otro 50, realícelo completo. En esta serie, la instrucción final le pide que nade a un ritmo que mantenga su FCI constantemente dentro de la franja de frecuencia cardiaca establecida para esta práctica.

4 x 50 nado rápido cada 2:00 (o 1:00 Dmin). Nadar cuatro veces 50 m con un intervalo de 2 minutos (empiece un nuevo 50 m cada 2 minutos). En paréntesis hay una alternativa para los nadadores más lentos: 1:00 Dmin significa que debería tener 1 minuto de descanso como mínimo. Si un intervalo de 2 minutos no le permite al menos 1 minuto de descanso, entonces realice intervalos más largos que le permitan un minuto completo o más. Al decir descansos largos como estos queremos decir descansos activos. Debería mantenerse moviéndose y mejorando la recuperación, bien mediante nado suave, manteniéndose a flote o realizando ejercicios acuáticos de baja intensidad.

4 x 50 Ngolf cada 2:00. Nade cuatro veces 50 m con un intervalo de 2 minutos. Para cada 50, cuente el número total de brazadas que realiza, anote el tiempo transcurrido en su cronómetro y utilice parte del tiempo de descanso para calcular su puntuación en esta prueba de «natación golf». El propósito en cualquiera de estas pruebas es seguir reduciendo la puntuación. (Mire el capítulo 3, pág. 30 para una descripción detallada de la prueba natación golf.)

NUEVO PUNTO CLAVE

La natación consiste en un proceso de aprendizaje y refinamiento interminable. Teniendo eso presente, ofrezco otro concepto para que lo medite de vez en cuando, cuando fije su mirada en la línea negra:

- **Conexión entre manos y caderas:** Puede recordar del capítulo 4 (nadar sobre los costados, p. 43) que el motor para una natación realmente efectiva está en las caderas, no en los brazos. Al igual que el pitcher de béisbol, debemos utilizar nuestro brazos para transmitir las fuerzas generadas por el giro de cadera en el agua. Hay que mantener una conexión entre el brazo y la cadera de un mismo lado del cuerpo. En sentido literal, la cadera y la mano están conectadas indirectamente vía ósea, muscular y del tejido conectivo. Lo que queremos hacer es explotar esa conexión.

Si realiza una natación de cuadrante frontal, mantendrá un brazo extendido por debajo del agua y frente a uno mismo hasta que el brazo en recobro casi lo alcance. En el momento en que su brazo en recobro pase la cabeza durante la entrada, las caderas deberían empezar a rotar. Un instante después, el brazo extendido empieza a realizar la brazada a medida que el cuerpo rota con las caderas. Siguiendo esta secuencia, debería seguir como si el brazo extendido estuviera siendo tirado ligeramente hacia atrás por la cadera, antes de empezar la tracción. Luego sus músculos del hombro y del brazo deberían ejercer únicamente la presión necesaria para completar la brazada en el mismo instante en que el giro de la cadera y cuerpo se completa. Debería sentir una conexión entre la cadera y la mano a lo largo de la brazada. Si empieza a traccionar demasiado pronto, no sentirá esta conexión. Del mismo modo, si trabaja demasiado fuerte con el brazo y el hombro, transmitiendo excesiva fuerza sobre la mano, la tracción se adelantará a la rotación y no sentirá la conexión (un caso análogo sería un pitcher de béisbol lanzando una pelota, empezando primero con su movimiento de brazo y más tarde rotando sus caderas).

También debemos sentir la conexión entre el brazo que realiza la entrada y la cadera. En el momento en que el brazo en recobro sobrepasa la cabeza y empieza la fase de entrada, debería sentir como si la mano se deslizara hacia delante hasta la completa extensión, como consecuencia de la rotación del cuerpo, más que una mera extensión del brazo delante del hombro. La extensión del brazo hacia delante se inicia cuando el cuerpo empieza a rotar y acaba cuando el giro del cuerpo se ha completado. Vayamos a la zona violeta.

1
RUTINA

TIEMPO TOTAL: 30-40 minutos

Frecuencia cardiaca a trabajar: 70-85 % de la frecuencia máxima.
IEP: 4-7
Calentamiento:

- 4 x 50 con 10" D – Alt 25 E tarea/25 nado con aletas PC Opt
- 4 x 25 3 + D con 10" Dmáx
- FCI

ENTRENAMIENTO

FCI

- 4 x 25 nado libre con10" D (punto clave: nadar cuesta abajo) prog 1-4
- 1 x 150 nado con aletas PC Opt – Alt 50 3 + D/50 5 + D/50 nado libre (punto clave: deslizarse sobre el costado)
- 4 x 50 con 15" D – Alt 25 3 +/ 25 nado (punto clave: número de brazadas, impares @ BN/L, pares @ – 2 B/L)
- 3 x 100 con 20" Dmáx – Alt 25 EDLR lado débil/25 nado (punto clave: el pincho)/ 25 EDLR lado hábil/ 25 nado (punto clave: el pincho)

FCI

Vuelta a la calma

- 2 x 25 con 15" Dmáx (punto clave: deslizarse sobre el costado) 1@ BN/L, 1@ – 2B/L
- 4 x 25 con 15" Dmáx aletas Opt – Alt 25 EA/25 EDL Iz/25 EP/25EDL Dr
- 2 x 25 Nado con 15" D (punto clave: nadar cuesta abajo) ambos 2@ –1B/L

Distancia total: 1.250 metros.

COMENTARIOS

Esta práctica está más orientada a la técnica completa que cualquiera de las prácticas verdes o azules. Ponga más atención en ejecutar correctamente cada nado que en realizarlo rápidamente. A medida que los nados y tareas se alarguen, es importante virar rápido en las paredes y realizar un correcto empuje largo e hidrodinámico.

2
RUTINA

TIEMPO TOTAL: 30-40 minutos

Frecuencia cardiaca a trabajar: 70-85 % de la frecuencia máxima.
IEP: 4-7
Calentamiento:
- 4 x 25 con 10" DMáx aletas Opt – Alt 25 EA/ 25 nado (punto clave: nadar cuesta abajo)
- 4 x 25 con10" Dmáx aletas PC – Alt 25 EDL Dr/25 EDLR Dr/ 25 EDL Iz/25 EDLR Iz
- 4 x 25 con 10" D – Alt 25 EDL lado hábil/25 nado (punto clave: nadar cuesta abajo)
- FCI

ENTRENAMIENTO

FCI
- 4 x 25 con 15" Dmáx – Alt 25 EA/ 25 EDL lado hábil/ 25 EP/ 25 nado (punto clave: contar el número de brazadas)

FCI
- 4 x 15' BV con10" D - Manos en el pecho

FCI
- 6 x 75 con 10" Dmáx con aletas PC Opt – Alt 25EA/25 EDL lado débil/25 nado libre (punto clave: deslizarse sobre el costado)

FCI
- 6 x 15 BV aletas PC con10" D – Manos secas

FCI
- 4 x 25 con 15" Dmáx – (punto clave: nadar cuesta abajo)/25 nado sobre el costado (punto clave: deslizarse sobre el costado)

FCI
- 6 x 15 BV aletas con 10" D – Manos y codos secos

FCI

Vuelta a la calma
- 2 x 100 con 15" Dmáx – Alt 25EDLR lado débil/25 nado (punto clave: contar el número de brazadas)

Distancia total: 1.300 metros (incluye la distancia estimada de la BV).

COMENTARIOS

Juegue con la amplitud y velocidad de su batida para averiguar cuál es la menor frecuencia cardiaca que consigue durante las series de batida vertical. A medida que progrese en las prácticas violeta, pase de una serie o actividad a la siguiente tan rápido como le sea posible. Lo ideal sería que sus descansos entre actividades fueran lo suficientemente cortos como para que su frecuencia cardiaca nunca estuviera por debajo de la franja de 120 a 130 pulsaciones, durante la totalidad de la práctica. Tomar demasiado descanso disminuye el beneficio aeróbico del entrenamiento.

Véase relación de abreviaturas en las páginas 72 y 73.

3 RUTINA

TIEMPO TOTAL: 30-40 minutos

Frecuencia cardiaca a trabajar: 70-85 % de la frecuencia máxima.
IEP: 4-7
Calentamiento:

- 8 x 25 con 15" Dmáx aletas Opt – Alt 25 EA/ 25 EDL Dr/25 EP/ 25 EDL Iz
- 2 x 75 nado con 20" D (punto clave: 25 llegar lejos/ 25 recobro del codo alto de marioneta/ 25 sistema de rayo láser activador del giro)
- FCI

ENTRENAMIENTO

FCI

- 10 x 25 con 15" Dmáx – Alt 25 3 + D/25 nado (punto clave: número de brazadas; no permita que las B/L aumenten al progresar la serie)

FCI

- 5 x 50 con 15" Dmáx – Alt 25 5 + D/25 nado (punto clave: número de brazadas; no permita que las B/L aumenten al progresar la serie)

FCI

- 8 x 15 BV aletas PC con15" D – (impares, manos en el pecho; pares, manos y codos secos)

FCI

- 1 x 100 nado (punto clave: número de brazadas; no permita que aumenten de un largo al siguiente)

FCI

Vuelta a la calma

- 6 x 25 nado con 10" D (punto clave: nadar cuesta abajo) 2@ BN/L, 2@ – 2 B/L, 2@ – 3 B/L
- 4 x 25 E tarea aletas PC con 10" D

Distancia total: 1.350 metros (incluye la distancia estimada de BV).

COMENTARIOS

En esta práctica todavía aparecen series más largas. Podría realizar la batida vertical indicada con manos y codos secos en una posición totalmente estirada y aerodinámica (ver capítulo 5, pag. 63 para su descripción).

TIEMPO TOTAL: 30-40 minutos

Frecuencia cardiaca a trabajar: 70-85 % de la frecuencia máxima.
IEP: 4-7
Calentamiento:
- 4 x 25 con 15" D aletas – Alt 25 REC/ 25 EDLR Dr/25 REC/25 EDLR Iz
- 4 x 25 nado con 10" D aletas PC – Alt 25 REC/ 25 EDLR Dr/25 REC/25 EDLR Iz
- 4 x 25 con 10" D – Alt 25 REC/ 25 EDLR Dr/25 REC/25 EDLR Iz
- 1 x 100 – Alt 25 EDLR/25 nado (punto clave: contar el número de brazadas y deslizarse sobre el costado)
- FCI

ENTRENAMIENTO

FCI
- 8 minutos de series de 50 (punto clave: contar el número de brazadas) con FCI (manteniéndose dentro de la frecuencia cardiaca establecida).
- 1 x 50 LFL (punto clave: conexión cadera-mano)
- 1 x 50 EDLR – Alt 25" Dr/ 25 Iz

FCI
- 1 x 50 LFL (punto clave: tracción vertical del antebrazo)
- 1 x 50 nado (punto clave: contar el número de brazadas y deslizarse sobre el costado)

FCI
- 6 x 20 BV con 15" D – (impares, manos en el pecho; pares, manos secas)

FCI

Vuelta a la calma
- 4 x 75 con 15" Dmáx aleta PC – Alt 25 EDLR/25 LFL/25 nado (punto clave: conexión cadera-mano)

Distancia total: 1.400 metros (incluye la distancia estimada de BV).

COMENTARIOS

Fíjese que aparecen menos 25 m y nados y tareas de mayor distancia. A medida que aumente el dominio y la relajación en estas tareas, debería necesitar menos descanso. Tome siempre los aspectos de una tarea que domine e intente duplicarlos durante las series de natación libre. ¿Ha probado la batida vertical con aletas de pala corta, o sin ellas?

Véase relación de abreviaturas en las páginas 72 y 73.

5

RUTINA

TIEMPO TOTAL: 30-40 minutos

Frecuencia cardiaca a trabajar: 70-85 % de la frecuencia máxima.
IEP: 4-7
Calentamiento:

- 4 x 75 nado con 15" D aletas PC – Alt 25 EDLR Dr/25 EDLR Iz/ 25 nado (punto clave: el pincho)
- FCI

ENTRENAMIENTO

FCI

- 6 x 50 con 15" Dmáx – Alt 25 LFL/50 EDL/ 50 3 + D (punto clave: conexión cadera-mano)
- 6 x 50 con 15" D aletas – Alt 25 3 + D/ 25 nado rápido (punto clave: deslizarse sobre el costado)

FCI

- 8 x :20 BV con10" D – (pares, manos y codos secos; impares, manos secas)

FCI

Vuelta a la calma

- 4 x 100 nado con FCI (punto clave: contar el número de brazadas e intercambio de manos) mantenga la FC dentro de la franja establecida.

Distancia total: 1.500 metros (incluye la distancia estimada de BV).

COMENTARIOS

Fíjese que ésta es la primera práctica en la que la distancia más corta sin descanso son 50 metros en lugar de 25. Tome más descanso si se encuentra fatigado, se sale de la franja de frecuencia cardiaca establecida o en el caso de que lo necesite para realizar una correcta ejecución. Los nados rápidos con aletas son una forma excelente de apreciar si está ofreciendo más resistencia de la necesaria. Las velocidades más elevadas hacen las turbulencias y la resistencia más apreciable.

TIEMPO TOTAL: 30-40 minutos

Frecuencia cardiaca a trabajar: 70-85 % de la frecuencia máxima.
IEP: 4-7
Calentamiento:

- 2 x 50 con 10" D – Alt E tarea EE/25 nado (punto clave: nadar cuesta abajo)
- 2 x 50 con 10" D – Alt E tarea ED/25 nado (punto clave: deslizarse sobre el costado)
- 2 x 50 con 10" D – Alt E tarea IE/25 nado (punto clave: conexión cadera-mano)
- FCI

ENTRENAMIENTO

FCI

- 4 x 50 Ngolf con 2:00 (o 1:00 Dmin)

FCI

- 3 x 100 con 20" Dmáx aletas PC – Alt 25 E tarea/25 nado (punto de atención a elegir)

FCI

- 3 x 50 Ngolf con 1:45 (o 45" Dmin)

FCI

- 1 x 150 LFL aletas Opt

FCI

- 2 x 50 Ngolf con 1:30 (o 30" Dmin)

FCI

Vuelta a la calma

- 6 x 50 con 10" D Alt 25 LFL/25 5 + D

Distancia total: 1.500 metros.

COMENTARIOS

Espere FCI más elevadas tras las series de natación golf. Tras la práctica de hoy, anote su mejor (menor) puntuación en esta prueba, y cómo la consiguió, número de brazadas, número de segundos y en qué se estaba centrando para conseguir esos resultados. De hecho, anotar todas las puntuaciones en esta prueba, le será útil en la sección amarilla, cuando repita estos nados y los compare.

Véase relación de abreviaturas en las páginas 72 y 73.

7
RUTINA

TIEMPO TOTAL: 30-40 minutos

Frecuencia cardiaca a trabajar: 70-85 % de la frecuencia máxima.
IEP: 4-7
Calentamiento:

- 4 x 50 con 10" D - Alt 50 EDL Dr/50 EDL Iz/50 nado (punto clave: deslizarse sobre el costado)
- 4 x 50 con 10" DMáx – Alt 25 LFL/25 nado (punto clave: intercambio de mano)
- FCI

ENTRENAMIENTO

FCI

- 3 x 150 con 40" D prog 1-3 aletas PC – Alt 25 EDL lado débil/50 nado (punto clave: a elegir)/25 EDL lado hábil/50 nado (punto clave: a elegir)

FCI

- 1 x 200 nado aletas PC Opt (punto clave: 25" deslizarse sobre el costado/25 intercambio de mano)

FCI

- 1 x 100 EDL – Alt 25" Dr/25 Iz
- 1 x 50 nado (punto clave: tracción vertical del antebrazo)
- 1 x 50 LFL
- 1 x 50 nado rápido (punto clave: golpe de cadera)

FCI

Vuelta a la calma

- 4 x 75 con 15" D – Alt 25 EP/25 EDLR/25 LFL

Distancia total: 1.600 metros.

COMENTARIOS

Nado más largo e ininterrumpido con técnica completa hasta los 200 metros.

8
RUTINA

TIEMPO TOTAL: 30-40 minutos

Frecuencia cardiaca a trabajar: 70-85 % de la frecuencia máxima.
IEP: 4-7
Calentamiento:

- 3 x 100 nado con aletas con 15" Dmáx – (puntos clave: 1 deslizarse sobre el costado; 2 intercambio de manos; 3 pincho)
- 2 x 100 nado con aletas PC con 15" Dmáx – (puntos clave: 1 deslizarse sobre el costado; 2 tracción vertical del antebrazo)
- 1 x 100 nado (punto clave: conexión cadera-mano)
- FCI

ENTRENAMIENTO

FCI

- 10 x 50 con 15" Dmáx – Alt 25 EDL lado débil/25 nado rápido (punto clave: en los pares, llegar lejos; en los impares, golpe de cadera)

FCI

- 10 x 15 BV con 10" D – Manos secas

Vuelta a la calma

- 6 x 50 con 10" D aletas – Alt 25 REC/25 E tarea IE

Distancia total: 1.600 metros (incluye la distancia estimada de BV).

COMENTARIOS

Debería notar menos diferencia entre el lado lado hábil y el lado débil en las tareas realizadas por ambos lados. En caso de que no sea así, revise la descripción de la tarea desde su comienzo. Que otra persona lea la descripción, y que luego le observe mientras la realiza, proporcionándole feedback. Fijarse en el énfasis de variar su atención de una imagen mental a otra.

Véase relación de abreviaturas en las páginas 72 y 73.

9 RUTINA

TIEMPO TOTAL: 30-40 minutos

Frecuencia cardiaca a trabajar: 70-85 % de la frecuencia máxima.
IEP: 4-7
Calentamiento:

- 1 x 50 EA
- 1 x 50 EP
- 1 x 50 EDL – Alt 25 Dr/ 25 Iz
- 1 x 50 EDLR – Alt 25 Dr/ 25 Iz
- 1 x 50 REC – Alt 25 giro a la Dr/ 25 giro a la Iz
- 1 x 50 LFL
- 1 x 50 DLL
- 1 x 50 3 + D
- 1 x 50 5 + D
- 1 x 50 nado (punto clave: a elegir)
- FCI

ENTRENAMIENTO

FCI

- 3 x 100 con 20" D – Alt 25 tarea/25 nado (punto clave: intercambio de manos y número de brazadas)
- 3 x 75 con 15" Dmáx – Alt 25 5 + D/25 LFL/ 25 5 + D
- 3 x 50 con 10" Dmáx – Alt 25 LFL/25 nado (punto clave: recobro del codo elevado de marioneta)

FCI

- 1 x 25" DLL
- 1 x 25 nado rápido (punto clave: llegar lejos)
- 1 x 25 EDLR lado débil
- 1 x 25 nado rápido (punto clave: deslizarse sobre el costado)

FCI

- 1 x 25 EDLR lado hábil
- 1 x 25 nado rápido (punto clave: intercambio de mano)
- 1 x 25" DLL
- 2 x 50 Ngolf con 2:00 (o 1:00 Dmin)

FCI

Vuelta a la calma

- 6 x 50 con 10" D – Alt 25 EDL lado débil/25 5 + D

Distancia total: 1.750 metros.

COMENTARIOS

Es bueno revisar las tareas fundamentales siguiendo un orden progresivo de vez en cuando. ¿Cómo ha sido su experiencia con las tareas de hoy en comparación con la primera vez que las realizó?

10
RUTINA

TIEMPO TOTAL: 30-40 minutos

Frecuencia cardiaca a trabajar: 70-85 % de la frecuencia máxima.
IEP: 4-7
Calentamiento:
- 3 x 50 con 10" D aletas PC Opt – Alt 25 EDLR lado débil/25 5 + D
- 3 x 50 con 10" D aletas PC Opt – Alt 25 EDLR lado hábil/25 nado (punto clave: número de brazadas)
- FCI

ENTRENAMIENTO

FCI
- 4 x 25 nado con 15" Dmáx 1@BN/L, 1@ – 1B/L, 1@ – 2B/L, 1@ – 3B/L

FCI
- 1 x 100 E tarea
- 4 x 50 nado con 20" Dmáx 1@BN/L, 2@ – 1B/L, 2@ – 2B/L, 2@ – 3B/L

FCI
- 1 x 100 E tarea
- 4 x 75 nado con 30" Dmáx 1@BN/L, 2@ – 1B/L, 2@ – 2B/L, 2@ – 3B/L

FCI
- 1 x 100 E tarea
- 4 x 30 BV con 15" Dmáx

FCI
- 3 x 50 Ngolf con 1:00 DMin

FCI

Vuelta a la calma
- 3 x 100 con 10" D aletas Opt – Alt 25 EDLR/25LFL/25 DLL

Distancia total: 1.800 metros –¡Casi dos kilómetros! (incluye la distancia estimada de BV).

COMENTARIOS

En esta práctica hay un gran énfasis en contar el número de brazadas. Debería tener un número de brazadas inferior en todas las velocidades. Fíjese en la toma de decisiones sobre las tareas a realizar. Planéelo con antelación. Decida qué tarea puede ayudarle más a realizar mejor el siguiente nado. Fíjese en que el uso de aletas era opcional y podría haber realizado esta práctica entera con los pies descalzos.

Véase relación de abreviaturas en las páginas 72 y 73.

9

ZONA AMARILLA

Si ha realizado la zona violeta un par de veces y puede permanecer dentro de la franja de frecuencia cardiaca establecida para dicha zona la mayor parte del tiempo (excepto cuando se indica un nado rápido o una batida vertical), es hora de entrar en la zona amarilla.

Las prácticas en la zona amarilla, al igual que las de la zona violeta, están compuestas de un 30 a un 50 % por tareas técnicas. Sin embargo, se ampliarán a un periodo de 40-50 minutos, de forma que la distancia total que recorrerá será mayor que la de la zona violeta.

Como en la zona anterior, excepto en el caso de las aletas de pala corta para tareas en las que todavía las necesite, no utilice aletas a menos que la notación de la práctica así lo indique.

LECTURA DE LOS ENTRENAMIENTOS

Un aspecto agradable de la natación es la posibilidad de asumir una gran variedad de retos tanto físicos como mentales. Los entrenadores hacen esto con una variedad de anotaciones que a menudo se parecen más a problemas de matemáticas que a un entrenamiento de natación. Teniendo esto presente, permítame unas notas más de los siguientes entrenamientos.

Entrenamiento interválico

A partir de la zona amarilla, las prácticas se basarán en un método llamado entrenamiento interválico. Un intervalo de entrenamiento es un tiempo específico durante el cual realiza alguna actividad, para luego descansar, como por ejemplo, la serie siguiente:

4 x 50 nado cada 2:00. Con esta notación, deberá nadar cuatro series de 50, empezando cada 2 minutos. Si tardas 1:15 min en nadar los 50, tendrá 45 segundos de descanso después de cada nado antes de empezar el siguiente 50. La serie completa durará 8 minutos. Si tarda solamente 1:05 en nadar los 50 m, tendrá 55 segundos de descanso tras cada 50 m.

4 x 50 nado cada 1:30. Si, en cambio, la serie fuera de 4 x 50 a 1:30 y tardase 1:15 en nadar los 50, tendrías solamente 15 segundos de descanso, y la serie completa duraría 6 minutos.

Trabajar con el reloj

Con el entrenamiento interválico necesitará familiarizarse más con el reloj. Debido a que la mayoría de las piscinas disponen de un reloj analógico, las explicaciones de cómo utilizarlo se centrarán en este estilo de reloj. Sin embargo, los conceptos son fácilmente aplicables a un reloj digital, ya sea en la pared o en su muñeca.

Al principio, realizar los intervalos mediante el reloj puede parecer desconcertante, pero una vez lo haya hecho unas cuantas veces será fácil. Antes de que pase a las prácticas amarillas, le animo a que realice las siguientes series para mejorar su práctica con la ayuda del reloj.

4 x 50 nado con aletas-Prog 1-4 cada 1:15. Nade cuatro 50 con aletas a intervalos de 1:15, asegurándose que cada repetición es más rápida que la anterior. Empiece el primer 50 cuando la saeta de los segundos marque el 60. A esto se llama salir sobre el 60. Cuando acabe el nado, fíjese donde está dicha saeta. Esto le indica la duración del nado. Supongamos que acaba sobre el 55. Debido a que el intervalo es a 1:15, la repetición del segundo 50 se iniciará sobre la marca de los 15 (1:15 posterior a la marca de los 60 sobre la que inició el primer nado), ha dispuesto de 20 segundos de descanso. Intente nadar un poco más rápido. Si la repetición del segundo largo es a la misma velocidad que el primer largo, finalizaría sobre la marca de los 10 (55 segundos después de la marca de los 15 sobre la que se inició el segundo 50). En cambio, si lo realiza en 53 segundos (2 segundos más rápido) llega a la pared en la marca de 08 y dispone de 20 segundos de descanso. El nado del tercer largo se iniciará sobre la marca de los 30 (1:15 después de la marca de los 15). Si en este tercer largo vuelve a nadar 2 segundos más rápido (51 segundos), llega a la pared en el momento en que la saeta pasa sobre la marca del 22. Por último, el nado del cuarto largo comienza sobre el segundo 45. Si lo realiza en 50 segundos, el más rápido de la serie, acaba en el momento en que la saeta marca el segundo 35.

Fíjese en qué *tiempo de salida* (otro nombre para el tiempo o marca en que empieza el próximo nado) para cada largo salta de 15 en 15 segundos: 60, 15, 30, 45. Si la serie hubiera consistido en cinco largos de 50 m en lugar de cuatro, el próximo hubiera sido de nuevo sobre la marca 60. Si la serie hubiera sido de 4 x 50 con 1:10, el *tiempo de salida* se adelantaría 10 segundos en cada repetición posterior: 60, 10, 20, 30. Si el intervalo hubiera sido de 0:50, el tiempo de salida se retrasaría 10 segundos en cada repetición posterior: 60, 50, 40, 30.

Cuando se nada mediante intervalos, cuanto más rápido nade, más descanso tendrá antes de realizar la siguiente repetición. Puede diseñar series para permitir diferentes cantidades de descanso entre repeticiones, dependiendo de la longitud de cada nado. El tipo de trabajo que está realizando (anaeróbico frente a aeróbico) está determinado por el ratio trabajo-descanso y la intensidad del esfuerzo, como se muestra en el cuadro de la página siguiente.

La sección amarilla introduce dos tipos de series de entrenamiento interválico estrechamente relacionadas, derivadas directamente de sus actuaciones en las pruebas de natación T. Cada vez que realice una prueba de natación T, utilice la tabla de ritmo de nado a los 100 metros del apéndice A para determinar el ritmo de nado medio mantenido durante la prueba. Una vez sepa su ritmo de nado, será fácil utilizar otras dos tablas: la tabla de intervalos de nado del apéndice C y la tabla de tiempos de nado en el apéndice B, para determinar los ritmos de entrenamiento correspondientes al umbral aeróbico y anaeróbico para varias distancias.

Ritmo de nado y tiempos de nado

La tabla de tiempos de nado del apéndice B muestra el tiempo que tarda en nadar varias distancias, desde 25 a 500 metros a cualquier ritmo. Localice en la columna su ritmo de nado a los 100 m y busque a lo largo de esa fila los ritmos de nado en distintas distancias. Empezará a ver series en las que necesitará la información de la tabla de tiempos de nado.

Varios tipos de entrenamiento				
Tipo de trabajo	**Ratio trabajo-descanso**	**Intensidad**	**IEP**	**% aeróbico vs anaeróbico**
Recuperación	3 o más a 1	Baja	1-3	95/5
Resistencia de base	5 o más a 1	Moderada	4-6	90/10
Umbral anaeróbico	4 o más a 1	Alta	7-8	80/20
Resistencia al lactato	1 a 1	Muy alta	8-9	50/50
Tolerancia al lactato	1 a 2 o más	Máxima	9-10	10/90

11 minutos, series de 200 @ a ritmo con 10 a 15" D. Este ejemplo le pide que nade durante 11 minutos realizando series de 200 a su ritmo de nado (digamos que es de 1:37 a los 100), y tomándose entre 10 y 15 segundos de recuperación después de cada serie. Localice 1:37 en la columna de ritmo de nado a los 100 en la tabla de tiempos de nado y mire en la columna correspondiente al tiempo de nado a los 200 m. El tiempo es de 3:14. Si nada a su ritmo de nado, lo realizará en 3:14. Iniciando el siguiente nado a los 3:25 le proporciona entre 10 y 15 segundos de descanso. El cuarto de la serie empezaría a los 10:15. Debido a que el periodo de 11 minutos todavía no ha finalizado, empiece a nadar y acabe con la vuelta en la que se cumpla el minuto 11. Las series diseñadas en base a ritmos de nado con descansos cortos añadidos es un excelente entrenamiento para la resistencia aeróbica general y no son excesivamente estresantes debido al descanso añadido.

Intervalos de nado

Una vez conozca su ritmo de nado, será fácil calcular entrenamientos a umbral anaeróbico (ritmo más elevado que puede mantener durante un periodo prolongado) correctos y desafiantes para varias distancias. Estos intervalos, basados en su ritmo de nado, son llamados intervalos de nado. Cada valor de intervalo de nado del apéndice C indica tanto un intervalo como un tiempo a realizar o batir en cada nado. Ofrecemos aquí una sección del apéndice C.

Una serie con intervalos de nado puede parecerse a ésta.

12 minutos, nado de 200 a Intervalo de nado. Digamos que el ritmo de nado a los 100 m en su última prueba de natación T es de 1:48 y quiere saber cuál es su intervalo para la distancia de 200 metros.

1. Busque 1:48 en la columna de ritmo de nado a los 100 m.

Intervalos de nado					
Ritmo de nado			**Intervalos de nado**		
(a los 100)	**25**	**50**	**100**	**150**	**200**
:					
:					
1:49	:35-26	1:00-53	2:00-45	2:55-42	3:55-34
1:48	:35-26	1:00-52	2:00-44	2:55-38	3:50-35
1:47	:35-25	1:00-51	1:55-45	2:55-36	3:50-30

2. Mire a lo largo de la fila o línea del 1:48 el intervalo de nado a los 200 m.
3. El valor en la columna de intervalo de nado a los 200 m es 3:50-35. Esto significa que su intervalo es 3:50 y su tiempo a realizar o batir en cada nado es de 3:35. Tendrá aproximadamente 15 segundos de descanso antes de que empiece la siguiente repetición. (El valor correspondiente al intervalo de nado a los 100 en esta misma línea [2:00-44] significa un intervalo de 2:00 y un tiempo a realizar de 1:44, no de 2:44.)
4. Debido a que su intervalo es 3:50, tendrá tiempo de completar cuatro repeticiones completas y una porción de la quinta repetición. Nade siempre la duración completa de la serie, acabando la vuelta en la que se cumpla el minuto 12 al mismo ritmo de nado que el resto de la serie (o a más velocidad).

Los intervalos de nados y los tiempos a realizar están calculados para ser desafiantes pero asequibles, posibles de ser alcanzados. A medida que mejore en sus pruebas de natación T, puede sentir que alcanzar su nuevo tiempo es difícil de hacerlo durante más de algunas repeticiones. No pasa nada. La idea perseguida con los intervalos de nado es salirse fuera de la zona cómoda, pero no fuera de sus posibilidades de mejora a corto plazo.

El último, rápido

En las series de ritmos e intervalos de nado, a menudo verá la descripción *UltRap.* Esto significa que debe nadar la última repetición más rápido. Donde vea *UltRap,* es aceptable tomarse hasta 3 veces la cantidad de reposo permitida en las otras repeticiones de la serie.

NUEVO PUNTO CLAVE

Para mantener el proceso de aprendizaje y perfeccionamiento activo, aquí hay otro concepto con el que entretener su materia gris mientras esté mojado.

- **Avance y deslizamiento:** Al nadar, con cada brazada hay un periodo durante el cual se siente avanzando y acelerando, y un periodo en el que se desliza sobre un costado, preparándote para realizar la próxima brazada. Compararé esto con una persona que patina: cada vez que traslada su peso sobre un patín y se impulsa con el otro, hay un incremento perceptible de velocidad (esto corresponde a nuestra rotación del cuerpo y a la tracción realizada durante ese giro). Tras trasladarse el peso, hay un periodo de deslizamiento sin propulsión mientras se prepara para realizar el próximo paso (esto corresponde a nuestra posición hidrodinámica lateral, presente mientras el brazo se desplaza hacia delante hasta el momento en el que entra en el agua). En natación el avance es mayor cuando mantenemos la conexión entre cadera y mano, y la acción de deslizamiento es totalmente efectiva cuando tenemos una posición equilibrada y alargada, que nos permita conservar la velocidad.

Con el fin de seguir avanzando, ahora que ya se le ha informado de nuevos conceptos técnicos y de entrenamiento, pasemos a las prácticas. Antes, sin embargo, vea el apéndice y copie dos series de números para tenerlos como rápida referencia. En la tabla de tiempos de nado, copie la fila de tiempos y distancias asociadas a su ritmo de nado a los 100 m más recientes. En la tabla de intervalos, encuentre su ritmo de nado a los 100 m y copie la fila de intervalos de nado y tiempos a realizar para cada distancia de la tabla. Póngalas en una funda para tenerlas a mano durante sus sesiones de práctica. Ahora, a la piscina.

1
RUTINA

TIEMPO TOTAL: 40-50 minutos

Frecuencia cardiaca a trabajar: 70-85 % de la frecuencia máxima.
IEP: 4-7
Calentamiento:
- 4 x 25 con 10" D aletas PC Opt – Alt 25 E tarea /25 nado libre
- 4 x 50 3 + D con 10" Dmáx
- FCI

ENTRENAMIENTO

FCI
- 4 x 25 nado con 10" D (punto clave: conexión cadera-mano) prog 1-4
- 8 minutos, series 50 a Ritmo con 10 a 15" D (punto clave: pares, llegar lejos; impares, nadar cuesta abajo)

FCI
- 1 x 150 con 10" D aletas PC Opt – Alt 50 3 + D/ 50 5 + D/50 nado (punto clave: avance y deslizamiento)
- 4 x 50 con 15" D – Alt 25 3 + D/ 25 nado (punto clave: número de brazadas; impares 2@BN/L; pares, 2@ – 2B/L)

FCI
- 1 x 4 minutos ritmo de nado (distancia menor en el que el ritmo de nado exceda de 4:00)

FCI
- 3 x 100 con 20" Dmáx – Alt 25 EDLR lado débil/ 25 nado (punto clave: el pincho)/ 25 EDLR lado hábil/ 25 nado (punto clave: el pincho)

FCI

Vuelta a la calma
- 2 x 25 nado con 15" Dmáx (punto clave: deslizarse sobre el costado) 1@ BN/L, 1@ -2B/L
- 4 x 25 nado con 15" Dmáx aletas Opt – Alt 25 EA/ 25 EDL Iz/25 EP/25 EDL Dr
- 2 x 25 nado con 15" D (centrándose en nadar cuesta abajo) ambos 2@ – 1B/L

Distancia total: Aproximadamente 1.800 metros.

COMENTARIOS

Si quiere realizar algunas series de ritmo e intervalo de nado con aletas, debe realizar la prueba de natación T-Swim con aletas de forma que tenga una serie de tiempos adecuados con los que trabajar. En el resto de las prácticas, la distancia total indicada será aproximadamente la correspondiente a una persona con un ritmo de nado de 1:50 a los 100. Los nadadores más rápidos recorrerán más distancia y los más lentos, menos.

Véase relación de abreviaturas en las páginas 72 y 73.

2 RUTINA

TIEMPO TOTAL: 40-50 minutos

Frecuencia cardiaca a trabajar: 70-85 % de la frecuencia máxima.
IEP: 4-7
Calentamiento:

- 4 x 25 con 10" Dmáx aletas Opt – Alt 25 EA/25 3 + D nado libre
- 4 x 25 con 10" Dmáx aletas PC Opt – Alt 25 EDL Dr/25 EDLR Dr/25 EDL Iz/25 EDLR Iz
- 4 x 25 con 10" D – Alt 25 EDL lado hábil/25 nado libre (punto clave: nadar cuesta abajo)
- FCI

ENTRENAMIENTO

FCI

- 8 x 25 nado con15" Dmáx – Alt 25 EA/25 EDL lado hábil/25 EP/ 25 nado (punto clave: contar el número de brazadas)

FCI

- 4 x 15:BV con 10" D – Manos en el pecho

FCI

- 6 x 75 con10" DMáx aletas PC Opt – Alt 25EA/25EDL lado débil/25 nado punto clave: avance y deslizamiento)
- 6 minutos, series 50 a ritmo con 5 a 10" D UltRap

FCI

- 6 x 15 BV aletas PC con 10" D – Manos secas

FCI

- 6 minutos, nado de 50 a intervalo de nado.

FCI

- 6 x 15 BV aletas con 10" D – Manos y codos secos

FCI

Vuelta a la calma

- 2 x 100 nado con 15" Dmáx – Alt 25 EDLR lado débil/25 nado (punto clave: número de brazadas e intercambio de manos)

Distancia total: Aproximadamente 1.950 metros (incluye la distancia estimada de BV).

COMENTARIOS

Puede ver la diferencia entre una serie de ritmo de nado y una de intervalo de nado. Hasta ahora estas series han sido cortas. A medida que avancen los entrenamientos, su duración aumentará para hacerlas más aeróbicas. Asegúrese de pasar de una línea del entrenamiento a la siguiente lo más rápido posible para que su frecuencia cardiaca no disminuya por debajo de la franja de 120 a 130.

TIEMPO TOTAL: 40-50 minutos

Frecuencia cardiaca a trabajar: 70-85 % de la frecuencia máxima.
IEP: 4-7
Calentamiento:

- 8 x 25 con 10" Dmáx aletas Opt – Alt 25 EA/25 EDL Dr/25 EP/ 25 EDL Iz
- 2 x 75 con 20" D – (punto clave: 25 llegar lejos/25 recobro del codo elevado de marioneta/25 sistema de rayo láser activador del giro)
- FCI

ENTRENAMIENTO

FCI

- 10 x 25 nado con15" Dmáx – Alt 25 3 + D/ 25 nado (punto clave: contar el número de brazadas; no deje que las B/L aumenten al avanzar la serie)

FCI

- 5 x 50 con15" Dmáx – Alt 25 5 + D/25 nado (punto clave: conexión cadera-mano)

FCI

- 8 x 15:BV aletas PC con 15" D – (impares, manos en el pecho; pares, manos y codos secos)

FCI

- 6 minutos, series 100 a @ritmo con 5 a :10" D (punto clave: contar el número de brazadas; no deje que aumenten)

FCI

- 6 minutos, nado de 50 a intervalo de nado (punto clave: golpe de cadera) UltRap

FCI

Vuelta a la calma

- 6 x 25 nado con 10" D – (punto clave: nadar cuesta abajo) 2@BN/L, 2@ – 1B/L, 2@ – 3B/L
- 4 x 50 E tarea aletas PC con 10" D

Distancia total: Aproximadamente 1.950 metros (incluye la distancia estimada de BV).

COMENTARIOS

Pasar de una serie de ritmo de nado a una de intervalo de nado puede ser desafiante. Intente mantener el mismo número de brazadas por largo durante ambas series.

Véase relación de abreviaturas en las páginas 72 y 73.

4

RUTINA

TIEMPO TOTAL: 40-50 minutos

Frecuencia cardiaca a trabajar: 70-85 % de la frecuencia máxima.
IEP: 4-7
Calentamiento:

- 4 x 25 con 10" D aletas – Alt 25 REC/25 EDLR Dr/25 REC/ 25 EDL Iz
- 4 x 25 con 10" D aletas PC – Alt 25 REC/25 EDLR Dr/25 REC/ 25 EDL Iz
- 4 x 25 con 10" D – Alt 25 REC/25 EDLR Dr/25 REC/ 25 EDL Iz
- 1 x 100 – Alt 25 EDLR/25 nado (punto clave: avance y deslizamiento)
- FCI

ENTRENAMIENTO

FCI

- 8 minutos, nado 50 (punto clave: contar el número de brazadas) con FCI (mantenerla dentro de la oscilación)
- 1 x 50 LFL
- 1 x 50 EDLR – Alt 25" Dr/ 25 Iz

FCI

- 8 minutos, nado de 50 a intervalo de nado UltRap (punto clave: pares, golpe de cadera; impares, conexión cadera-mano)
- 1 x 50 LFL (punto clave: conexión cadera-mano)
- 1 x 55 5 + D (punto clave: tracción vertical de antebrazo)

FCI

- 6 x 20 BV con 15" D – (impares, manos en el pecho; pares, manos secas)

FCI

- 1 x 4:00 nado @ a ritmo

Vuelta a la calma

- 4 x 75 con 15" Dmáx aletas PC – Alt 25EDLR/25 LFL/25 3 + D

Distancia total: Aproximadamente 2.000 metros (incluye la distancia estimada de BV).

COMENTARIOS

Tome siempre algunos de los aspectos de la tarea que ya domine y duplíquelos en la técnica completa de la natación. ¿Se siente más cómodo con las repeticiones a ritmos e intervalos de nado? En las series de intervalos de nado no pasa nada si nada más rápido que los tiempos indicados en la tabla durante algunas repeticiones, pero sólo si ninguna de las demás tiene un tiempo inferior al indicado.

TIEMPO TOTAL: 40-50 minutos

Frecuencia cardiaca a trabajar: 70-85 % de la frecuencia máxima.
IEP: 4-7
Calentamiento:

- 6 x 75 con 15" D aletas PC – Alt 25 EDLR Dr/25 EDLR Iz/25 nado (punto clave: el pincho)
- FCI

ENTRENAMIENTO

FCI

- 6 x 50 con 15" Dmáx – Alt 50 LFL/50 DLL/50 3 + D

FCI

- 6 x 50 con 15" D aletas – Alt 25 3 + D/25 nado rápido (punto clave: avance y deslizamiento)

FCI

- 8 x 20 BV con 10" D – (impares, manos secas; pares, manos y codos secos)

FCI

- 10 minutos, nado 100@ a ritmo con 10 a 15" D (punto clave: número brazadas) UltRap

Vuelta a la calma

- 4 x 100 5 + D con FCI (punto clave: intercambio de manos), mantenga la FC dentro de la oscilación permitida.

Distancia total: Aproximadamente 2.100 metros (incluye la distancia estimada de BV).

COMENTARIOS

La natación rápida con aletas es una forma excelente de apreciar dónde puede estar ofreciendo una resistencia mayor a la necesaria. En la serie a ritmo de nado se indicaba realizar la última rápida. ¿Pudo evitar incrementar el número de brazadas?

Véase relación de abreviaturas en las páginas 72 y 73.

6
RUTINA

TIEMPO TOTAL: 40-50 minutos

Frecuencia cardiaca a trabajar: 70-85 % de la frecuencia máxima.
IEP: 4-7
Calentamiento:

- 2 x 50 con 10" D – Alt 25 E tarea EE/25 LFL
- 2 x 50 con 10" D – Alt 25 E tarea ED/25 nado (punto clave: avance y deslizamiento)
- 2 x 50 con 10" D – Alt 25 E tarea IE/25 nado (punto clave: intercambio de mano)
- FCI

ENTRENAMIENTO

FCI

- 4 x 50 Ngolf con 2:00 (o 1:00 Dmin)

FCI

- 3 x 100 con 20" Dmáx aletas PC – Alt 25 E tarea /25 3 + D

FCI

- 3 x 50 Ngolf con 1:45 (o 0:45 Dmin)

FCI

- 1 x 150 LFL aletas Opt (punto clave: tracción vertical del antebrazo)

FCI

- 2 x 50 Ngolf con 1:30 (o 0:30 Dmin)

FCI

- 12 minutos, nado 100 a intervalo de nado UltRap

Vuelta a la calma

- 6 x 50 con 10" D aletas – Alt 25 EDL/ 25 5 + D (concentrándose en la conexión cadera-mano)

Distancia total: Aproximadamente 2.100 metros.

COMENTARIOS

Compare sus resultados en la prueba natación golf con los que anotó tras la práctica violeta número 6. Como esta práctica es igual a aquella (hasta el momento de la serie) de 12 minutos, a intervalo de nado posterior a la prueba de natación golf, comparará manzanas con manzanas.

7
RUTINA

TIEMPO TOTAL: 40-50 minutos

Frecuencia cardiaca a trabajar: 70-85 % de la frecuencia máxima.
IEP: 4-7
Calentamiento:

- 4 x 50 con 10" D – Alt 50 EDL Dr/ 50EDL Iz/ 50 LFL/ 50 nado (punto clave: avance y deslizamiento)
- 4 x 50 con 10" Dmáx – Alt 25" DLL/25 nado (punto clave: intercambio de manos)
- FCI

ENTRENAMIENTO

FCI

- 3 x 100 con 40" D prog 1-3 aletas PC – Alt 25 EDL lado débil/50 nado (punto clave: a elegir)/25 EDL lado hábil/50 nado (punto clave: a elegir)

FCI

- 1 x 200 nado aletas PC – Opt (punto clave: conexión entre cadera y mano)

FCI

- 1 x 100 EDL – Alt 25" Dr/ 25 Iz
- 1 x 50 nado rápido (punto clave: nadar cuesta abajo)
- 1 x 50" DLL
- 1 x 50 nado rápido con aletas (punto clave: golpe de cadera)

FCI

- 15 minutos, nado 200 @ ritmo de nado con 20 a 30" D (punto clave: 50 nadar cuesta abajo/50 llegar lejos/50 intercambio de manos/50 conexión cadera-mano)

Vuelta a la calma

- 4 x 75 con 15" D – Alt 25 EP/25 EDLR/25 LFL

Distancia total: Aproximadamente 2.200 metros.

COMENTARIOS

Serie a ritmo de nado más larga hasta el momento: el cambio de puntos en los que tiene que centrarse regularmente ayudará a que mantenga la técnica y a que pase el tiempo rápido.

Véase relación de abreviaturas en las páginas 72 y 73.

8 RUTINA

TIEMPO TOTAL: 40-50 minutos

Frecuencia cardiaca a trabajar: 70-85 % de la frecuencia máxima.
IEP: 4-7
Calentamiento:

- 3 x 100 nado con aletas con 15" Dmáx – (punto clave: 1) avance y deslizamiento, 2) intercambio de manos, 3) pincho)
- 2 x 100 nado aletas PC con 15" Dmáx – (punto clave: 1) avance y deslizamiento, 2) nadar cuesta abajo)
- 1 x 100 nado (punto clave: nadar cuesta abajo)
- FCI

ENTRENAMIENTO

FCI

- 20 x 50 con 10" D – impares EDL 25 lado débil/ 25 lado hábil/; pares, nado 50@ a ritmo (punto clave: llegar lejos)

FCI

- 1 x 100 nado – ¿Cuál es el número mínimo de brazadas con que puede realizar los 100?

FCI

- 10 x 15 BV con 10" D – Manos secas

FCI

Vuelta a la calma

- 6 x 50 con 10" D aletas – Alt 25 REC/25 E tarea IE

Distancia total: 2.200 metros (incluye la distancia estimada de BV).

COMENTARIOS

Mientras realice la serie de 20 x 50, al alternar entre tarea y serie a ritmo de nado, mantenga la tarea a un ritmo suficientemente alto de forma que su frecuencia cardiaca no disminuya demasiado. Por cierto, ¿tuvo que mirar su ritmo de nado a los 50 m o lo recordaba? Con el tiempo se familiarizará con la mayoría de sus ritmos de nado más cortos.

TIEMPO TOTAL: 40-50 minutos

Frecuencia cardiaca a trabajar: 70-85 % de la frecuencia máxima.

IEP: 4-7

Calentamiento:

- 1 x 100 Alt – 50 EA/50 EP
- 1 x 50 EDL – Alt 25" Dr/25 Iz
- 1 x 50 EDLR – lado débil
- 1 x 50 REC – Alt 25 giro 360° a la Dr/25 giro 360° a la Iz
- 1 x 100 Alt 50 LFL/50" DLL
- 1 x 100 3 + D
- 1 x 50 nado (punto de atención a elegir)
- FCI

ENTRENAMIENTO

FCI

- 2 x 100 con 20" D – Alt 25 a elección/25 nado (punto clave: intercambio de manos y contar el número de brazadas)
- 2 x 75 con 15" Dmáx – Alt 25 5 + D/25 LFL/25 5 + D
- 2 x 50 con 10" Dmáx – Alt 25 LFL/ 25 nado (punto clave: recobro del codo elevado de marioneta)
- 2 x 25 con 5" D – nado con el menor número de brazadas posibles.

FCI

- 1 x 50 Alt – 25 LFL (punto clave: tracción vertical de antebrazo)/ 25 nado rápido (punto clave: conatr el número de brazadas)
- 1 x 50 Alt 25 EDLR lado débil/25 nado rápido (punto clave: avance y deslizamiento)
- 1 x 50 EDLR lado hábil/25" DLL (punto clave: conexión cadera-mano)
- 6 x 25 nado rápido con aletas (punto clave: llegar lejos y golpe de cadera) con 30" Dmáx

FCI

- 15 minutos, nado a elegir entre 100, 150 o 200 a intervalos de nado (elija dos y altérnelos entre nado y nado) UltRap

FCI

Vuelta a la calma

- 6 x 50 con 10" D – Alt 25 EDL lado débil/25 5 + D

Distancia total: Aproximadamente 2.300 metros.

COMENTARIOS

Realizar de nuevo las tareas fundamentales en orden progresivo es una forma excelente de pasar tiempo en una piscina de condiciones no favorables para realizar una práctica normal. Esas series rápidas de 25 con aletas, seguidas de un descanso más largo de lo normal, pueden causar que su frecuencia cardiaca salga de la franja indicada.

Véase relación de abreviaturas en las páginas 72 y 73.

10 RUTINA

TIEMPO TOTAL: 40-50 minutos

Frecuencia cardiaca a trabajar: 70-85 % de la frecuencia máxima.
IEP: 4-7
Calentamiento:
- 3 x 50 con 10" D – Alt 25 EDLR lado débil/25 5 + D
- 3 x 50 con 10" D – Alt 25 EDLR lado hábil/25 nado (punto clave: número de brazadas)
- FCI

ENTRENAMIENTO

FCI
- 5 minutos, nado 25 a intervalo de nado – Alt 2@BN/L, 2@ – 1B/L, UltRap

FCI
- 1 x 100 E tarea aletas Opt
- 7 minutos, nado 50 a intervalo de nado – Alt 2@BN/L, 2@ – 1B/L, UltRap

FCI
- 1 x 100 E tarea
- 9 minutos, nado 75 a intervalo de nado – Alt 1@BN/L, 1@ – 1B/L, UltRap

FCI
- 1 x 100 E tarea aletas Opt
- 4 x 30 BV con 15" Dmáx

FCI
- 3 x 50 EDL rápido con 30" DMáx

FCI

Vuelta a la calma
- 3 x 100 con 10" D – Alt 25 EDLR/25LFL/25 DLL

Distancia total: Aproximadamente 2.300 metros (incluye la distancia estimada de BV).

COMENTARIOS

Hay un especial énfasis en contar el número de brazadas mientras se tiene en cuenta la velocidad. Debería efectuar un número de brazadas inferior en todas las velocidades. Decida con antelación qué tarea puede ayudarle más a realizar el siguiente nado mejor. La serie rápida de EDL muestra que también puede utilizar las tareas como entrenamientos a alta intensidad, pero la atención estricta a la correcta ejecución y a los puntos de referencia es todavía vital.

10

ZONA NARANJA

Las tareas de técnica de estilo llegaron a representar hasta el 50 % de las prácticas de intensidad moderada incluidas en la zona amarilla. Cuando pases a la zona naranja, las tareas de técnica de estilo disminuirán y aumentarán las series de natación libre. El objetivo seguirá orientado hacia la mejora técnica, más que a conseguir nadar distancias mayores. Cada práctica naranja consiste o bien en series de naturaleza predominantemente anaeróbica (nado muy rápido con descanso de moderado a largo) o bien en grandes cargas de trabajo de entrenamiento interválico. Intente las de la zona naranja sólo cuando haya realizado las prácticas de la zona violeta y amarilla durante un periodo suficientemente largo como para sentirse cómodo con ellas. A esta altura debería dominar todas las tareas.

Entrenamiento de la velocidad

En la zona amarilla introduje el concepto de intervalos de nado para mejorar la resistencia a velocidades aeróbicas más elevadas. La zona naranja introduce tres nuevos tipos de series específicas para desarrollar velocidades más elevadas y más anaeróbicas. Las series de resistencia y tolerancia al lactato mejoran la tolerancia al dolor y la habilidad de su cuerpo para soportar la acumulación de ácido láctico al nadar rápido. Estos dos últimos tipos de series requieren esfuerzos máximos y velocidades casi máximas. Las ofrezco como series de control para motivarle a realizarlas a la intensidad apropiada.

LECTURA DE LOS ENTRENAMIENTOS

Las notaciones para estos nuevos tipos de series pueden requerir una atención especial las primeras veces que las lea.

Series de sprints cortos

Ya ha visto algunas indicaciones de series rápidas y cortas. Aumentemos eso:

6 x 25 nado MRP CIC. Este tipo de serie consiste en desplazamientos muy rápidos seguidos de mucho descanso. La notación de esta serie le indica que debe nadar 6 x 25 lo más rápido posible (MRP) con cualquier intervalo cómodo (CIC). Cualquier intervalo cómodo significa un intervalo de tiempo suficientemente largo que le permita una recuperación suficiente, de manera que pueda realizar la siguiente serie de forma rápida y sin fatiga ni dolor. La cantidad de reposo necesario variará de persona a persona. Si tiene dudas, realice más descanso que menos. Si tarda más de 15 segundos en realizar un largo de la piscina, debe esprintar únicamente una porción de la longitud total del largo, quizás tres cuartos o la mitad. Este tipo de series de nado rápido y corto trabajan el sistema anaeróbico aláctico (no acumula ácido láctico).

Series control

Desde el principio ha estado realizando nados de control y anotando sus resultados. A esto se le llama serie de control: una serie que repite con frecuencia, anotando cada vez los resultados (ver tablas en el cap. 14). La idea es que, a medida que pase el tiempo, observe mejoras en su técnica, velocidad y resistencia. Las prácticas naranjas introducen dos nuevos tipos de series de control: series de resistencia al lactato y series de tolerancia al lactato.

En las anotaciones de esta serie, la palabra control precede a todas las series de control. Además de indicar la distancia a nadar, añadirá información específica, indicada entre paréntesis (por ejemplo, 2 más rápidos, el más lento, la media de B/L) indica que debe anotar el tiempo de los dos nados más rápidos, el tiempo del más lento y su media de número de brazadas por largo.

Series de resistencia al lactato

Las series de resistencia al lactato (RL) consisten en repeticiones a intensidad alta con un ratio trabajo-descanso rozando el 1:1. Esto permite suficiente descanso entre series para una recuperación parcial y no total. Este tipo de series provoca niveles de ácido láctico crecientes y frecuencia cardiaca elevada a lo largo de toda su duración. Esto mejora su capacidad de trabajar de forma sistemática a velocidades elevadas durante periodos prolongados, a pesar de un elevado nivel de ácido láctico. También mejora la capacidad de su cuerpo para taponar el ácido láctico.

Durante una serie de esta naturaleza, en la cual está realizando una cantidad de reposo razonable, debería seguir moviéndose (desplazándose, nadando suavemente) para acelerar su recuperación. Esto es conocido como *descanso* o *recuperación activa (DA).* En algunos casos se sugerirá alguna actividad específica.

Test de resistencia al lactato

1. 16 minutos, series de 50 a int T/D 1:1; diferencia 2" (intervalo, rápido 2, lento, med B/L)

Esta anotación indica realizar durante 16 minutos series de 50 m muy rápidas, con un ratio trabajo-descanso de 1:1, significa que el periodo de descanso entre nados (50) debería ser un tiempo igual al periodo de trabajo. Si tarda en realizar cada serie (50 metros) aproximadamente 34 segundos, entonces su intervalo sería 1:10. Esto permite 36 segundos de descanso, casi un ratio de trabajo-descanso de 1:1. Si su tiempo medio en esta serie es de 32, entonces 1:05 sería un intervalo más apropiado. En caso de duda elija el intervalo que le proporcione menos descanso. La oscilación 2" significa que no debería permitir una diferencia superior a 2 segundos entre el tiempo más rápido y el más lento de estsa serise. Al final anote el intervalo en el que estaba nadando, los dos mejores tiempos, el peor tiempo y el número medio de brazadas por largo. (No es necesario que cuente el número de brazadas de cada largo. Cuente las brazadas realizadas en 8 a 10 largos, espaciadas uniformemente a lo largo de la sesión, excluyendo el primer largo de cualquier serie). Las pruebas control para 75, 100 y 200 tienen similar notación:

Si su intervalo le permite empezar la siguiente serie antes del tiempo permitido, hágalo así y nade la distancia completa.

Pruebas de control de resistencia al lactato adicionales
2. 18 minutos, series de 75 a int T/D 1:1; diferencia 3" (intervalo, rápido 2, lento, med B/L)
3. 20 minutos, series de 100 a int T/D 1:1; diferencia 4" (intervalo, rápido 2, lento, med B/L)
4. 24 minutos, series de 200 a int T/D 1:1; diferencia 6" (intervalo, rápido 2, lento, med B/L)

Series de tolerancia al lactato

Las series de tolerancia al lactato (TL) mejoran la habilidad de su cuerpo para taponar los efectos producidos por niveles elevados de ácido láctico. Estas series las realiza a velocidades máximas o casi máximas, con largos descansos entre ellas. Los descansos más largos permiten más recuperación entre series que las series de RL. Debido a esto, la velocidad de nado debería ser mayor y a consecuencia de ello, más duras (dolorosas) que las de RL.

Prueba de tolerancia al lactato
1. Nade 4 x 100 (o 75, 2:00 corte) cada 6:00 T/50 DA y FCI (med B/L)

La anotación de esta serie pide 4 repeticiones de 100 metros al máximo separadas por intervalos de 6 minutos con bastante natación suave (Descanso Activo) entre cada una. El 2:00 corte significa que si no puede acabar los 100 en 2:00, debería entonces optar por realizar 75 en su lugar. Anote los dos tiempos más rápidos y el más lento al igual que la media de brazadas por largo. Cuando realice las tareas y nado suaves entre repeticiones rápidas, tómese cada poco la frecuencia cardiaca. El propósito es permitir que disminuya hasta los valores inferiores de la franja de frecuencia cardiaca de trabajo aeróbico general y mantenerla allí. Esta serie es por naturaleza altamente anaeróbica, realizándose de dos a cinco veces más descanso que trabajo. Las series de TL para 50 y 200 utilizan notación similar:

Series de control de tolerancia al lactato
2. Nade 8 x 50 cada 3:00 (o 6 x 50 cada 4:00, corte 1:00) T/25 DA y FCI (rápido 2, lento, med B/L)
3. Nade 3 x 200 cada 12:00 (o 3 x 150, corte 4:00) T/100 DA y FCI (rápido 2, lento, med B/L)

En la serie de ocho 50, si no puede alcanzar el corte de 1:00, realice 6 x 50 con un intervalo más largo en lugar de realizar una distancia menor. En las series de distancia menor (50 y

100), es una idea excelente tener a alguien cronometándole los tiempos con el fin de tomar tiempos precisos. De lo contrario, puede no conseguir mejoras en la velocidad apreciables en fracciones de segundo, si se cronometra personalmente con un reloj.

Frecuencia de entrenamientos altamente estresantes

Las series de entrenamiento de tolerancia y resistencia al lactato son estresantes, y sólo los nadadores en buena forma pueden tolerarlos dos o tres veces por semana. No realice este tipo de entrenamiento en días consecutivos. Cuando finalice los entrenamientos de las zonas naranja y roja debería seguir uno de los programas de entrenamiento indicados en el capítulo 13.

NUEVO PUNTO CLAVE

Una vez digiera esta nueva información sobre las series nuevas de entrenamiento, su cabeza puede estar todavía hambrienta de una nueva idea técnica (piense en ella como postre).

- **Ritmo de cadera:** Nuestra técnica usa la rotación de cadera y torso como motor de la propulsión, confiando en los hombros, brazos y manos como medios de transmisión de la fuente de energía hasta el agua. El incremento en la velocidad de nado queremos conseguirlo mediante el incremento del ritmo de brazadas sin renunciar a la longitud de brazada. Por lo tanto, el ritmo de nado en el estilo libre debe incrementarse en las caderas y no en los brazos y hombros. Si quiere ir más rápido, debería hacerlo pasando de una posición de deslizamiento lateral a la siguiente y luego de nuevo a la anterior de forma rápida, al mismo tiempo que mantienes la conexión entre la cadera y la mano. Si, por el contrario, sólo mueve los brazos más rápido, perderá la conexión entre cadera y mano y el incremento de velocidad que el giro del cuerpo pudiera producir. Determine su ritmo de nado en las caderas, no en sus hombros.

Ahora que está informado de nuevos conceptos técnicos y de entrenamiento, pasemos a las prácticas naranja. No utilice aletas a menos que la notación de la práctica así lo indique, con dos excepciones: 1) Series de ritmo e intervalos de nado –si ha realizado una prueba de natación T con aletas, puede realizar series de ritmo e intervalo con aletas con moderación–; 2) Series de tolerancia y resistencia al lactato –una vez haya realizado cada prueba de control sin aletas, puede realizar algunas de ellas con el fin de variar–. Anote estos resultados en un lugar distinto a los conseguidos en las pruebas de control con los pies descalzos.

TIEMPO TOTAL: 40-50 minutos

Frecuencia cardiaca a trabajar: 75-90 % de la frecuencia máxima.
IEP: 7-9
Calentamiento: Serie de 10 minutos.

- 1 x 25 EA
- 1 x 50 EDL – Alt 25 Dr/ 25 Iz
- 1 x 50 REC – Alt 25 giro 360° a la Dr/25 giro 360° a la Iz
- 1 x 25 LFL
- 1 x 25 3 + D
- 1 x 50 nado progresivo con 10" D hasta completar los 10 minutos (punto clave: a elegir)
- 1 x 25 EP
- 1 x 50 EDLR – Alt 25 Dr/ 25 Iz
- 1 x 25 DLL
- 1 x 25 5 + D
- FCI

ENTRENAMIENTO

FCI

- 16 minutos, series de 250 (200 o 150) a intervalo de nado (punto clave: contar el número de brazadas; realice una brazada menos en el último largo de cada repetición)

FCI

- 5 minutos, series rápidas de 25 con aletas con 10" Dmáx – Alt 25 nado (punto clave: ritmo de cadera)/25 nado centrándose en la batida

FCI

- 10 minutos, series de 100 (o 50) a intervalo de nado UltRap (céntrese en dos puntos y altérnelos en cada nado)

FCI

Vuelta a la calma

- 8 minutos, nado continuo empezando a ritmo de nado y disminuya la velocidad gradualmente mientras reduce el número de brazadas a lo largo del nado

Distancia total: Asumiendo un ritmo de nado de 1:20/100, aproximadamente 3.000 metros; asumiendo un ritmo de nado de 1:40/100, aproximadamente 2.400 metros; asumiendo un ritmo de nado de 2:00/100, aproximadamente 2.000 metros.

COMENTARIOS

Hemos revisado las tareas fundamentales siguiendo un orden progresivo. Intente realizar la progresión completa sin parar. En la fase de entrenamiento no hay descanso, a excepción del tiempo necesario para tomarse la frecuencia cardiaca y el necesario para cambiar de material.

Véase relación de abreviaturas en las páginas 72 y 73.

2
RUTINA

TIEMPO TOTAL: 40-50 minutos

Frecuencia cardiaca a trabajar: 75-90 % de la frecuencia máxima.
IEP: 7-9
Calentamiento:

- 4 x 25 con10" Dmáx aletas PC – Alt 25 EDL Dr/25 EDLR Dr/ 25 EDL Iz/EDLR Iz
- 4 x 25 con 10" D – Alt 25 EDL lado hábil/25 nado (punto clave: nadar cuesta abajo)
- 6 minutos, series de 75 con 10" Dmáx aletas PC Opt – Alt 25 EA/25 EDL lado débil/25 nado (punto clave: avance y deslizamiento)
- 6 minutos, series de 50 a ritmo de nado con 5 a 10" D
- FCI

ENTRENAMIENTO

FCI

- 6 x 25 nado MRP CIC

FCI

- 20 minutos, series de 300 (o cualquier distancia mayor) a intervalo de nado UltRap

FCI

Vuelta a la calma

- 8 minutos, series de 100 con 10" Dmáx aletas Opt – Alt 25 EDLR/ 25 nado (punto clave: avance y deslizamiento e intercambio de manos)

Distancia total: Asumiendo un ritmo de nado de 1:20/100, aproximadamente 2.350 metros; asumiendo un ritmo de nado de 1:40/100, aproximadamente 1.830 metros; asumiendo un ritmo de nado de 2:00/100, aproximadamente 1.550 metros.

COMENTARIOS

Durante la serie de 20 minutos a intervalos de nado, puede elegir una distancia diferente para la última repetición de la serie con el fin de que el tiempo de llegada sea de 20 minutos. Si decide realizar 400 m y su intervalo de nado es de 7:45, la tercera repetición empezará a los 15:30 y acabará con 23:15. Puede, en cambio, decidir nadar un 250 –intervalo de nado 4:50– en la última repetición, lo que le permitirá acabar la serie en 20:20, mucho más próximo a la duración de la serie programada.

TIEMPO TOTAL: 40-50 minutos

Frecuencia cardiaca a trabajar: 75-90 % de la frecuencia máxima.
IEP: 7-9
Calentamiento:

- 4 minutos, series de 50 tareas con 10" D – Alt 25 EDLR lado débil/25 DLL
- 4 minutos, series de 50 tareas y nado aletas Opt con10" D – Alt 25 EDLR lado débil/ 25 nado (punto clave: contar el número de brazadas)
- 4 minutos, series de 25 aletas PC Opt al menor número de brazadas posible con 10" D
- FCI

ENTRENAMIENTO

FCI

- 14 minutos, series de 300 (o 250 o 200) a intervalo de nado

FCI

- 10 minutos, series de 100 (o 75 o 50) a intervalo de nado

FCI

- 6 minutos, a @ ritmo de nado (elija la distancia de la tabla más corta con ritmo de nado de 6:00 o mayor, e intente acabar justo con esa marca)

FCI

Vuelta a la calma

- 6 minutos, series de 100 con 10" D – Alt 25 EDLR/25" DLL/50 nado (punto clave: ritmo de cadera)

Distancia total: Asumiendo un ritmo de nado de 1:20/100, aproximadamente 2.850 metros; asumiendo un ritmo de nado de 1:40/100, aproximadamente 2.300 metros; asumiendo un ritmo de nado de 2:00/100, aproximadamente 1.900 metros.

COMENTARIOS

Durante la fase de logro de objetivos de la sesión, no hay descanso entre series. Intente también disminuir el número de brazadas en el último largo de cada repetición de las series a intervalo de nado.

Véase relación de abreviaturas en las páginas 72 y 73.

4
RUTINA

TIEMPO TOTAL: 40-50 minutos

Frecuencia cardiaca a trabajar: 75-100 % de la frecuencia máxima.
IEP: 7-10
Calentamiento:

- 12 minutos de nado y tareas continuos – Alt 25 LFL/75 nado (punto clave: 25 llegar lejos/25 sistema de rayo láser activador del giro/25 contar el número de brazadas)
- FCI

ENTRENAMIENTO

FCI

- 6 minutos, series de 75 con10" Dmáx aletas Opt – Alt 25 nado MRP (punto clave: ritmo de cadera)/50 EDLR

FCI

CONTROL (RL) 16 minutos, series de 50 a int T/D 1:1; diferencia 2" (intervalo, rápido 2, lento, med B/L)

FCI

- 6 minutos, series de 50 a ritmo de nado con 10 a 15" D UltRap (punto clave: contar el número de brazadas; no permita que aumente)

FCI

Vuelta a la calma

- 4 minutos, series de 100 con 10" Dmáx – Alt 25 REC/ EDLR Dr/ 25 E – LE Dr/ 25 REC/25 EDLR Iz
- 4 minutos, series de 50 E tarea aletas PC con 10" D

Distancia total: Asumiendo un ritmo de nado de 1:20/100, aproximadamente 2.350 metros; asumiendo un ritmo de nado de 1:40/100, aproximadamente 1.900 metros; asumiendo un ritmo de nado de 2:00/100, aproximadamente 1.600 metros.

COMENTARIOS

Pasar de una serie control a una a ritmo de nado puede ser desafiante. Debería poder mantener un número de brazadas menor durante la serie a ritmo de nado que durante la serie de control.

TIEMPO TOTAL: 40-50 MINUTOS

Frecuencia cardiaca a trabajar: 75-100 % de la frecuencia máxima.
IEP: 7-10
Calentamiento:

- 12 minutos, series de 50 (punto clave: número de brazadas; no deje que aumenten) con FCI, empezando suave e incrementando la intensidad gradualmente de forma que su frecuencia cardiaca vaya desde los valores inferiores de la franja de frecuencia cardiaca de trabajo aeróbico general (FCTA) hasta los superiores.

ENTRENAMIENTO

FCI

- CONTROL (RL) 18 minutos, series de 75 a int T/D 1:1; diferencia 3" (intervalo, rápido 2, lento, med B/L) (puede realizar 50" DA –descanso activo– en forma de DLL durante el descanso entre los 75 rápidos)

FCI

- 2 x 50" DA con 10" D – Alt 25 LFL/25" DLL

FCI

- 8 minutos, series de 100 a intervalo de nado UltRap (punto clave: contar el número de brazadas y avance y deslizamiento)

FCI

Vuelta a la calma

- 8 minutos, series de 100 aletas Opt 5 + D con FCI (punto clave: intercambio de mano) Mantenga FC próxima a los valores inferiores de la franja de frecuencia cardiaca de trabajo aeróbico (FCTA)

Distancia total: Asumiendo un ritmo de nado de 1:20/100, aproximadamente 2.650 metros; asumiendo un ritmo de nado de 1:40/100, aproximadamente 2.100 metros; asumiendo un ritmo de nado de 2:00/100, aproximadamente 1.750 metros.

COMENTARIOS

Empiece el calentamiento o adaptación más suave de lo que crea necesario. Dentro de la fase de logro de objetivos (entrenamiento) pase de un punto al siguiente sin realizar descanso adicional, tómese sólo la FC y pase al siguiente. UltRap significa realizar el último a velocidad rápida –manteniéndose en su intervalo–, intente nadar la última repetición de la serie significativamente más rápido que las otras.

Véase relación de abreviaturas en las páginas 72 y 73.

6
RUTINA

TIEMPO TOTAL: 40-50 minutos

Frecuencia cardiaca a trabajar: 75-100 % de la frecuencia máxima.
IEP: 7-10
Calentamiento:
Serie de 12 minutos:

- 2 x 50 con 10" D – Alt 25 E tarea EE/25 LFL
- 2 x 50 con 10" D – Alt 25 E tarea ED/25 nado (punto clave: avance y deslizamiento)
- 2 x 50 con 10" D – Alt 25 E tarea IE/25 nado (punto clave: intercambio de manos)
- 50 nado (punto clave: contar el número de brazadas) con 10" D para acabar los 12 minutos
- FCI

ENTRENAMIENTO

FCI

- 3 x 50 Ngolf con 45" Dmáx (punto clave: ritmo de cadera)

FCI

- CONTROL (RL) 20 minutos, series de 100 a int T/D 1:1; diferencia 4" (intervalo, rápido 2, lento, med B/L) (puede realizar 75 o 50" DA –descanso activo– en forma de DLL o EDLR durante el descanso entre cada 100 rápido)

FCI

- 3 x 50 Ngolf con 30" Dmáx
- 2 x 50 DA con 10" D – Alt 25 LFL

FCI

Vuelta a la calma

- 8 minutos, series de 100 a intervalo de nado (punto clave: acabar en el intervalo establecido)

Distancia total: Asumiendo un ritmo de nado de 1:20/100, aproximadamente 2.650 metros; asumiendo un ritmo de nado de 1:40/100, aproximadamente 2.150 metros; asumiendo un ritmo de nado de 2:00/100, aproximadamente 1.750 metros.

COMENTARIOS

Intente realizar una puntuación en la segunda serie de Ngolf igual o menor a la de la primera serie. Durante la vuelta a la calma, en lugar de intentar realizar o batir el tiempo marcado en la tabla de intervalos de nado, nade a una velocidad suficientemente rápida para realizar el intervalo con un tiempo justo.

7
RUTINA

TIEMPO TOTAL: 40-50 minutos

Frecuencia cardiaca a trabajar: 75-100 % de la frecuencia máxima.
IEP: 7-10
Calentamiento:
Serie de 10 minutos:

- 2 x 100 (o 75 o 50) nado con aletas con FCI (punto clave: avance y deslizamiento)
- 2 x 100 (o 75 o 50) nado con aletas PC con FCI (punto clave: nadar cuesta abajo)
- 2 x 100 (o 75 o 50) nado (punto clave: avence y deslizamiento) con FCI
- 25 nado con 10 a 15" D en progresión, para acabar la serie de 10 minutos
- FCI

ENTRENAMIENTO

FCI

- CONTROL (RL) 24 minutos, series de 200 a int T/D 1:1; diferencia 6" (intervalo, rápido 2, lento, med B/L) (puede alternar 25 nado (realizar el menor número de brazadas) con 25 EDL durante el descanso entre los 200 rápidos)

FCI

- 1 x 100 nado DA – ¿Cuál es el menor número de brazadas con el que realiza un 100?

FCI

- 1 x 100 nado DA – ¿Cuál es la mayor velocidad a la que puede nadar los 100 sin aumentar el número de brazadas?

FCI

Vuelta a la calma

- 8 minutos, series de 6 x 50 con 10" D aletas – Alt 25 REC/ 25 E tarea IE
- DA 50 nado con 5 a 10" D (punto clave: intercambio de mano) hasta completar los 8 minutos

Distancia total: Asumiendo un ritmo de nado de 1:20/100, aproximadamente 2.650 metros; asumiendo un ritmo de nado de 1:40/100, aproximadamente 2.100 metros; asumiendo un ritmo de nado de 2:00/100, aproximadamente 1.750 metros.

COMENTARIOS

Si su intervalo le permite empezar el último 200 antes de la marca del minuto 24, hágalo y nade la distancia completa aunque se pase de los 24 minutos.

Véase relación de abreviaturas en las páginas 72 y 73.

8 RUTINA

TIEMPO TOTAL: 40-50 minutos

Frecuencia cardiaca a trabajar: 75-100 % de la frecuencia máxima.
IEP: 7-10
Calentamiento:

- 6 minutos, series de 100 aletas PC Opt con10" Dmáx – Alt 25 E tarea / 50 3 + D/25 nado
- 8 minutos, series de 50 a ritmo de nado con 10 a 15" D (punto clave: impares, nadar cuesta abajo; pares, llegar lejos)
- 4 x 25 nado con 10" D (punto clave: golpe de cadera y ritmo de cadera) prog 1-4
- FCI

ENTRENAMIENTO

FCI

CONTROL (TL) 1. Nade 8 x 50 cada 3:00 (o 6 x 50 cada 4:00, 1:00 corte) T/25 RA con 10" D (rápido 2, lento, med B/L)

FCI

Vuelta a la calma

- 8 minutos, series de 50" DA con 10" Dmáx – Alt 25 EDLR lado débil/25 nado (punto clave: deslizarse sobre el costado)
- 2 x 25 nado con 15" D ambas @ – 3B/L

Distancia total: Asumiendo un ritmo de nado de 1:20/100, aproximadamente 2.400 metros; asumiendo un ritmo de nado de 1:40/100, aproximadamente 1.900 metros; asumiendo un ritmo de nado de 2:00/100, aproximadamente 1.600 metros.

COMENTARIOS

Aunque la fase de logro de objetivos no parezca tener una gran distancia, si se realizan correctamente las series de 50 al máximo, resultará estresante. Asegúrese de realizar completamente la vuelta a la calma tras la fase de logro de objetivos. Realice un DA mayor si no se ha recuperado sustancialmente al acabar las indicaciones de la vuelta a la calma.

9
RUTINA

TIEMPO TOTAL: 40-50 minutos

Frecuencia cardiaca a trabajar: 75-100 % de la frecuencia máxima.
IEP: 7-10
Calentamiento:

- 6 minutos continuos con aletas – Alt 25 REC/25 EDLR Dr/25 REC/ 25 EDLR Iz
- 6 minutos continuos con aletas – Alt 25 LFL/25 nado (punto clave: avance y deslizamiento)
- FCI

ENTRENAMIENTO

FCI

- 4 x 25 nado MRP CIC

FCI

- CONTROL (TL), nade 4 x 100 (o 4 x 75, 2:00 corte) cada 6:00 T/50 DA con FCI (rápido 2, lento, med B/L)

FCI

- 4 x 25 nado aletas Opt MRP CIC

FCI

Vuelta a la calma

- 8 minutos, series de 50 con FCI (mantenga la FC próxima a los valores inferiores de la franja de frecuencia cardiaca de trabajo aeróbico [FCTA]) – Alt 50 nado (punto clave: contar el número de brazadas)/50 E tarea

Distancia total: Asumiendo un ritmo de nado de 1:20/100, aproximadamente 2.350 metros; asumiendo un ritmo de nado de 1:40/100, aproximadamente 1.850 metros; asumiendo un ritmo de nado de 2:00/100, aproximadamente 1.550 metros.

COMENTARIOS

Utilice la natación rápida con aletas para darse cuenta de dónde está ejerciendo más resistencia de la necesaria. ¿Ha calculado últimamente su franja de frecuencia cardiaca de trabajo aeróbico? A medida que esté en mejor forma aeróbica, su franja de frecuencia cardiaca de trabajo aeróbico cambiará.

Véase relación de abreviaturas en las páginas 72 y 73.

10 RUTINA

TIEMPO TOTAL: 40-50 minutos

Frecuencia cardiaca a trabajar: 75-100 % de la frecuencia máxima.

IEP: 7-10

Calentamiento: Serie de 10 minutos.

- 3 x 100 con FCI – Alt 25 LFL/25" DLL/50 nado (punto clave: avance y deslizamiento)
- 4 x 25 nado (punto clave: realizar en menor número de brazadas) con 10" Dmáx
- 50 nado (punto clave: ritmo de cadera) aletas Opt – a FCI progresiva hasta cumplirse los 10 minutos
- FCI

ENTRENAMIENTO

FCI

- CONTROL (TL) Nade 3 x 200 (o 3 x 150, 4:00 corte) cada 12:00 T/100 DA con FCI (rápido 2, lento, med B/L)

FCI

Vuelta a la calma

- 12 minutos, series de 100 con FCI –empiece a ritmo de nado y nade de 3 a 5 segundos más lento que la serie anterior; intente reducir el número de brazadas a lo largo de la serie.

Distancia total: Asumiendo un ritmo de nado de 1:20/100, aproximadamente 2.750 metros; asumiendo un ritmo de nado de 1:40/100, aproximadamente 2.200 metros; asumiendo un ritmo de nado de 2:00/100, aproximadamente 1.850 metros.

COMENTARIOS

Durante los largos periodos de descanso entre los nados de las series de control, debería dividir uniformemente el tiempo con DA con tareas a elegir: puede utilizar las aletas. La actividad aeróbica de baja intensidad (FC próxima a los valores inferiores de la franja de frecuencia cardiaca de trabajo aeróbico) entre repeticiones a alta intensidad es conocida como reposo activo. Ésta es una excelente oportunidad para realizar actividades centradas en la técnica.

11

ZONA ROJA

Las prácticas de alta intensidad de la zona naranja introdujeron varias series de control anaeróbicas desafiantes. Las prácticas de la zona roja con una duración mayor (de hasta 60 minutos) utilizan las mismas series de control, pero añaden más natación aeróbica, especialmente de ritmo de nado o con intervalos de nado. Éstas son las prácticas más estresantes y desafiantes, y sólo debería emprenderlas cuando se sienta fresco y descansado.

Al igual que en las prácticas naranja, habrá varios momentos en los que deberá anotar información y resultados correspondientes a diferentes series.

En las prácticas rojas, no utilice aletas a menos que así lo indique la notación de la práctica, respetando las excepciones expresadas en las prácticas de la zona naranja.

ÚLTIMO PUNTO CLAVE

Recuerde no echar a perder todo lo que ha estado trabajando. Mantenga todas las habilidades técnicas que le sea posible mientras se concentra en acelerar el motor de rotación de cadera para conseguir mayor velocidad.

- **Velocidad fácil:** Esto es el nirvana de la natación, nadar rápido haciéndolo fácil. La idea es estar lo más relajado posible mientras incrementa la velocidad. Empiece por su cara. Cuando trata de ir más rápido, ¿hace muecas, o mantiene un semblante de tranquilidad? Continúe luego con el resto del cuerpo. Libere la tensión de cualquier parte del cuerpo que no le propulse activamente. Utilice la cantidad mínima de esfuerzo a aplicar a cada movimiento y aun así realícelo con rapidez.

1
RUTINA

TIEMPO TOTAL: 50-60 minutos

Frecuencia cardiaca a trabajar: 75-90 % de la frecuencia máxima.
IEP: 7-9
Calentamiento:

- 6 minutos, tareas y nado continuo aletas PC Opt – Alt 25 EA/ 25 EDL lado débil/25 nado (punto clave: a elegir)
- 6 minutos, series de 50 a ritmo de nado con 5 a 10" D
- FCI

ENTRENAMIENTO

FCI

- 18 minutos, series de 200 (o 150) a intervalo de nado UltRap

FCI

- 100 nado DA

FCI

- 12 minutos, series de 100 (o 75) a intervalo de nado UltRap

FCI

- 100 nado DA

FCI

- 6 minutos, series de 50 (o 25) a intervalo de nado UltRap

FCI

Vuelta a la calma

- 6 minutos, series de 100 con 10" Dmáx – Alt 25 EDLR/50 DLL/25 nado (punto clave: a elegir)

Distancia total: Asumiendo un ritmo de nado de 1:20/100, aproximadamente 3.700 metros; asumiendo un ritmo de nado de 1:40/100, aproximadamente 2.950 metros; asumiendo un ritmo de nado de 2:00/100, aproximadamente 2.450 metros.

COMENTARIOS

En el caso de que quiera realizar algunas series a ritmo y/o intervalos de nado con aletas, realice una prueba de natación T con aletas para establecer valores de referencia. Los 100" de DA de la fase de logro de objetivos tienen la intención de proporcionarle cortos periodos de recuperación activa a lo largo de esta larga serie de entrenamiento a umbral anaeróbico. No tome más descanso que los pocos segundos necesarios para tomar la FCI.

TIEMPO TOTAL: 50-60 minutos

Frecuencia cardiaca a trabajar: 75-90 % de la frecuencia máxima.
IEP: 7-9
Calentamiento: Serie de 10 minutos

- 1 x 25 EA
- 1 x 50 EDL – Alt 25" Dr/ 25 Iz
- 1 x 50 REC – Alt 25 giro 360° a la Dr/25 giro 360° a la Iz
- 1 x 25 LFL
- 1 x 25 3 + D
- 1 x 50 nado progresivo con 10" D hasta completar los 10 minutos (punto clave: a elegir)
- 1 x 25 EP
- 1 x 50 EDLR – Alt 25" Dr/ 25 Iz
- 1 x 25 DLL
- 1 x 25 5 + D
- FCI

ENTRENAMIENTO

FCI

- 25 minutos, nado a elegir de distancia superior a 100 a intervalo de nado (punto clave: a elegir)

FCI

- 4 x 25 batida rápida, aletas en posición totalmente hidrodinámica contar el 10" Dmáx

FCI

- 10 minutos, series de 100 (o 50) a intervalo de nado (punto clave: contar el número de brazadas)

FCI

- 4 x 25 batida rápida, aletas en posición totalmente hidrodinámica con 10" Dmáx

FCI

- 5 minutos, series de 25 a intervalo de nado (punto clave: ritmo de cadera) UltRap

FCI

Vuelta a la calma

- 6 minutos, nado continuo empezando a ritmo de nado y disminuir la velocidad gradualmente mientras reduzca el número de brazadas a lo largo del nado.

Distancia total: Asumiendo un ritmo de nado de 1:20/100, aproximadamente 3.500 metros; asumiendo un ritmo de nado de 1:40/100, aproximadamente 2.800 metros; asumiendo un ritmo de nado de 2:00/100, aproximadamente 2.350 metros.

COMENTARIOS

Nado de descanso en la fase de logro de objetivos: pase inmediatamente de una línea a la siguiente. Lo mismo para el calentamiento.

Véase relación de abreviaturas en las páginas 72 y 73.

3
RUTINA

TIEMPO TOTAL: 50-60 minutos

Frecuencia cardiaca a trabajar: 75-90 % de la frecuencia máxima.
IEP: 7-9
Calentamiento: Serie de 10 minutos

- 200 (o 100) aletas Opt – Alt 25 EDLR lado débil/ 25 LFL
- 200 (o 100) aletas PC Opt – Alt 25EDLR lado hábil/25 nado (punto clave: a elegir)
- 200 (o 100) aletas PC Opt nado (punto clave: avance y deslizamiento)
- 50 nado (punto clave: contar el número de brazadas) FCI en progresión hasta cumplirse los 10 minutos
- FCI

ENTRENAMIENTO

FCI
- 6 minutos, nado a @ ritmo (elija una distancia con un tiempo de nado de 6 o más minutos)

FCI
- 1 x 100 Ngolf

FCI
- 14 minutos, series de 150 (o 100) a intervalo de nado

FCI
- 1 x 100 Ngolf (para conseguir una puntuación menor)

FCI
- 10 minutos, series de 75 (o 50) a intervalo de nado

FCI
- 1 x 100 Ngolf (para conseguir una puntuación menor)

FCI
- 6 minutos, series de 25 (o 50) a intervalo de nado – Alt 1@BN/L, 1@ – 1B/L

FCI
- 1 x 100 Ngolf (para conseguir una puntuación menor)

FCI

Vuelta a la calma
- 6 minutos, nado DA continuo – Alt 50 @BN/L, 50 @ – 1B/L, 50 @ – 2B/L

Distancia total: Asumiendo un ritmo de nado de 1:20/100, aproximadamente 3.700 metros; asumiendo un ritmo de nado de 1:40/100, aproximadamente 2.950 metros; asumiendo un ritmo de nado de 2:00/100, aproximadamente 2.450 metros.

COMENTARIOS

Nado de descanso en la fase de logro de entrenamiento: esto hará los 100” de las pruebas natacióngolf muy desafiantes.

TIEMPO TOTAL: 50-60 minutos

Frecuencia cardiaca a trabajar: 75-100 % de la frecuencia máxima.
IEP: 7-10
Calentamiento:

- 12 minutos continuos de tareas y nado – Alt 25 LFL/75 nado (punto clave: 25 llegar lejos/25 sistema de rayo láser activador del giro/25 contar número de brazadas)
- FCI

ENTRENAMIENTO

FCI

- 9 minutos, series de 200 (o 150) a intervalo de nado

FCI

- 1 x 100 nado DA

FCI

- CONTROL (RL) 16 minutos, series de 50 a int T/D 1:1; diferencia 3" (intervalo, rápido 2, lento, med B/L) (puede realizar 25 DA en forma de tareas entre cada 50 rápido en lugar de solamente quedarse quieto)

FCI

- 1 x 100 nado DA

FCI

- 9 minutos, series de 150 (o 100) a intervalo de nado UltRap

FCI

Vuelta a la calma

- 6 minutos, series de 50 DA aletas PC en forma de tareas y nado con 10" D – Alt 25 E tarea /50 nado

Distancia total: Asumiendo un ritmo de nado de 1:20/100, aproximadamente 3.400 metros; asumiendo un ritmo de nado de 1:40/100, aproximadamente 2.750 metros; asumiendo un ritmo de nado de 2:00/100, aproximadamente 2.250 metros.

COMENTARIOS

En la segunda serie de 9 minutos a intervalo de nado, elija una distancia menor a la de la primera serie. Intente que no aumente el número de brazadas entre la primera serie a intervalo de nado y la segunda.

Véase relación de abreviaturas en las páginas 72 y 73.

5
RUTINA

TIEMPO TOTAL: 50-60 MINUTOS

Frecuencia cardiaca a trabajar: 75-100 % de la frecuencia máxima.
IEP: 7-10
Calentamiento:

- 12 minutos, series de 100 (punto clave: número de brazadas; no deje que aumenten) con FCI, empiece suave e incrementando la intensidad gradualmente de forma que su frecuencia cardiaca vaya desde los valores inferiores de la franja de trabajo aeróbico (FCTA) hasta los superiores.

ENTRENAMIENTO

FCI

- Series de 16 minutos (distancia a elegir) a intervalo (punto clave: contar el número de brazadas) UltRap

FCI

- 2 x 50 DA E tarea con 10" D

FCI

- CONTROL (RL) 18 minutos, series de 75 a int T/D 1:1; diferencia 3" (intervalo, rápido 2, lento, med B/L) (puede realizar 50 DA en forma de LFL durante el descanso entre cada 75 rápido)

Vuelta a la calma

- 8 minutos, series de 100 DLL aletas Opt con FCI; mantenga la FC próxima a los valores inferiores de la franja de trabajo aeróbico general.

Distancia total: Asumiendo un ritmo de nado de 1:20/100, aproximadamente 3.350 metros; asumiendo un ritmo de nado de 1:40/100, aproximadamente 2.650 metros; asumiendo un ritmo de nado de 2:00/100, aproximadamente 2.200 metros.

COMENTARIOS

Intente empezar la serie control con un número de brazadas menor que el que promedió la última vez que hizo esta serie de control. No permita que aumente el número de brazadas.

TIEMPO TOTAL: 50-60 MINUTOS

Frecuencia cardiaca a trabajar: 75-100 % de la frecuencia máxima.
IEP: 7-10
Calentamiento: Serie de 11 minutos.

- 2 x 50 con 10" D – Alt 25 E tarea EE/25 nado (punto clave: a elegir)
- 2 x 50 con 10" D – Alt 25 E tarea ED/25 nado (punto clave: a elegir)
- 2 x 50 con 10" D – Alt 25 E tarea IE/25 nado (punto clave: a elegir)
- 50 nado (punto clave: 25 ritmo de cadera/25 velocidad fácil) con 10" D hasta completar los 11 minutos
- FCI

ENTRENAMIENTO

FCI

- 9 x 50 Ngolf con 45" Dmáx (punto clave: una velocidad fácil)

FCI

- 8 minutos, nado DA continuo – Alt 50@ BN/L, 50@ – 2B/L

FCI

- CONTROL (RL) 20 minutos, series de 100 a int T/D 1:1; diferencia 4" ([intervalo, rápido 2, lento, med B/L] puede realizar 75 o 50 DA en forma de LFL o EDLR durante el descanso entre cada 100 rápido)

FCI

Vuelta a la calma

- 6 minutos, series de 50 a intervalo de nado (realícelo con un tiempo justo)

Distancia total: Asumiendo un ritmo de nado de 1:20/100, aproximadamente 3.150 metros; asumiendo un ritmo de nado de 1:40/100, aproximadamente 2.500 metros; asumiendo un ritmo de nado de 2:00/100, aproximadamente 2.100 metros.

COMENTARIOS

Antes de que empiece esta práctica, mire los resultados de las series de Ngolf previas y calcule una puntuación media para una serie de 50. Úsela como par en la serie de Ngolf de 9 x 50, a ver si puede ir por este recorrido de 9 agujeros, acabando el recorrido entero bajo par.

Véase relación de abreviaturas en las páginas 72 y 73.

7
RUTINA

TIEMPO TOTAL: 50-60 MINUTOS

Frecuencia cardiaca a trabajar: 75 - 100 % de la frecuencia máxima.
IEP: 7-10
Calentamiento: Serie de 11 minutos

- 2 x 100 (o 75 o 50) nado aletas con FCI (punto clave: a elegir)
- 2 x 100 (o 75 o 50) nado aletas PC con FCI (punto clave: a elegir)
- 2 x 100 (o 75 o 50) nado con FCI (punto clave: a elegir)
- 25 nado con 5 a 10" D (punto clave: una velocidad fácil) en progresión hasta completar los 10 minutos
- FCI

ENTRENAMIENTO

FCI

- CONTROL (RL) 24 minutos, series de 200 a int T/D 1:1; diferencia 6" (intervalo, rápido 2, lento, med B/L) [quizá alternando 25 nado (menos brazadas) con 25 EDLR entre cada 200 rápido]

FCI

- 1 x 100" DA nado – Cuente su número total de brazadas en este nado

FCI

Serie de 15 minutos a intervalo de nado:

- 4 x 100 (75) nado a intervalo de nado
- 4 x 75 (50) nado a intervalo de nado
- Nado 50 (o 25) a intervalo de nado hasta completar los 15 minutos UltRap (centrándose en la velocidad fácil)

FCI

- 1 x 100 nado – ¿Cuál es el mejor tiempo que puede conseguir sin realizar más brazadas que en el nado del 100 DA previo?

FCI

Vuelta a la calma
6 minutos:

- 4 x 50 con 10" D aletas – Alt 25 EDLR/25 E tarea IE
- Nado de 50 DA con 5" D (punto clave: intercambio de manos) hasta completar los 6 minutos

Distancia total: Asumiendo un ritmo de nado de 1:20/100, aproximadamente 3.450 metros; asumiendo un ritmo de nado de 1:40/100, aproximadamente 2.800 metros; asumiendo un ritmo de nado de 2:00/100, aproximadamente 2.300 metros.

COMENTARIOS

No hay descanso adicional entre las líneas de la serie de 15 minutos a intervalo de nado; pase inmediatamente de una línea a la siguiente.

TIEMPO TOTAL: 50-60 minutos

Frecuencia cardiaca a trabajar: 75-100 % de la frecuencia máxima.
IEP: 7-10
Calentamiento:

- 4 minutos, tareas y nado continuo aletas PC Opt – Alt 25 E tarea /25 nado
- 4 minutos, series de 50 a ritmo de nado con 10" Dmáx (punto clave: a elegir)
- 4 minutos, series de 25 con 10" D (punto clave: a elegir) progresivo
- 4 minutos, series de 50 aletas Opt con10" D (punto clave: a elegir) progresivo
- FCI

ENTRENAMIENTO

FCI

- CONTROL (TL) Nade 8 x 50 cada 3:00 (o 6 x 50 cada 4:00, 1:00 corte) T25 DA con 10" D (rápido 2, lento, med B/L)

FCI

- 1 x 100" DA nado

FCI

- 12 minutos, series de 100 @ a ritmo de nado con 10" D (o 50 @ a ritmo de nado con 05" D) UltRap; intente reducir el número de brazadas a lo largo de la serie.

FCI

Vuelta a la calma

- 5 minutos, 50" DA continuo – Alt 25 EDLR lado débil/25 nado (punto clave: a elegir)
- 2 x 25 nado con 15" D ambos @ – 3 B/L

Distancia total: Asumiendo un ritmo de nado de 1:20/100, aproximadamente 3.400 metros; asumiendo un ritmo de nado de 1:40/100, aproximadamente 2.700 metros; asumiendo un ritmo de nado de 2:00/100, aproximadamente 2.250 metros.

COMENTARIOS

La serie control posterior a la serie a ritmo le proporciona una excelente oportunidad para centrarse en el nado eficiente mientras está cansado. Fíjese que el foco de atención o punto clave es optativo. Sugiere que seleccione un punto clave a trabajar en su ejecución. Mantenga variando los focos de atención (puntos clave), pasando más tiempo corrigiendo y depurando las áreas problemáticas, más que centrándose en los que ya funciona bien.

Véase relación de abreviaturas en las páginas 72 y 73.

9 RUTINA

TIEMPO TOTAL: 50-60 minutos

Frecuencia cardiaca a trabajar: 75-100 % de la frecuencia máxima.
IEP: 7-10
Calentamiento:

- 6 minutos continuos aletas – Alt 25 EDLR lado débil/ 25 nado (punto clave: a elegir)
- 6 minutos continuos aletas – Alt 25" DLL/25 nado (punto clave: contar el número de brazadas; cada 25 con un número de brazadas menor al 25 anterior)
- FCI

ENTRENAMIENTO

FCI

- 12 minutos, series de 2 x 500 (o menos distancia) a ritmo de nado con 1:00" de descanso (elija una distancia con un ritmo de nado de 5:30 o inferior)

FCI

- 4 x 25 nado con aletas Opt MRP CIC

FCI

- CONTROL (TL) Nade 4 x 100 (o 4 x 75,corte 2:00) cada 6:00 T/50 DA con FCI (rápido 2, lento, med B/L)

FCI

- 4 x 25 nado con aletas Opt MRP CIC (punto clave: una velocidad fácil)

FCI

Vuelta a la calma

- 6 minutos, 50 nado con FCI (mantenga su FC próxima a los valores inferiores de la franja de frecuencia cardiaca de trabajo aeróbico general)/50 E tarea

Distancia total: Asumiendo un ritmo de nado de 1:20/100, aproximadamente 3.150 metros; asumiendo un ritmo de nado de 1:40/100, aproximadamente 2.500 metros; asumiendo un ritmo de nado de 2:00/100, aproximadamente 2.100 metros.

COMENTARIOS

En la serie a ritmo de nado de 12 minutos, gaste la energía mínima para mantener el ritmo. La idea es ver lo baja que puede mantener su frecuencia cardiaca. Asegúrese de tomar la FCI al inicio del minuto de descanso al igual que al final de éste.

10
RUTINA

TIEMPO TOTAL: 50-60 minutos

Frecuencia cardiaca a trabajar: 75-100 % de la frecuencia máxima.
IEP: 7-10
Calentamiento: Serie de 10 minutos.
- 3 x 100 con FCI – Alt 25 LFL/25" DLL/50 nado (punto clave: a elegir)
- 4 x 25 nado (punto clave: contar el número de brazadas; cada repetición debería realizarse en menos brazadas) con 10" Dmáx
- 50 nado aletas Opt en progresión con DCI hasta completar los 10 minutos
- FCI

ENTRENAMIENTO

FCI
- 8 minutos, series de 25 a ritmo de nado con 5 a :10" D; mantenga el mismo número de brazadas a lo largo de toda la serie

FCI
- CONTROL (TL) Nade 3 x 200 (o 3 x 150, corte 4:00) cada 12:00 T/100 RA con FCI (rápido 2, lento, med B/L)

FCI

Vuelta a la calma
- 6 minutos, 75 nado con FCI (empiece a ritmo de nado y nade cada repetición 1 o 2 segundos más lento que la anterior; disminuya el número de brazadas a lo largo de la serie.

Distancia total: Asumiendo un ritmo de nado de 1:20/100, aproximadamente 3.150 metros; asumiendo un ritmo de nado de 1:40/100, aproximadamente 2.500 metros; asumiendo un ritmo de nado de 2:00/100, aproximadamente 2.100 metros.

COMENTARIOS

Ahora que ya ha realizado cada una de las series de tolerancia y resistencia al lactato sin aletas, puede realizar algunas de ellas con aletas de pala corta para disponer de mayor variedad. Asegúrese de anotar los resultados separados de los de las series con los pies descalzos.

Véase relación de abreviaturas en las páginas 72 y 73.

Tercera parte

PLANIFICAR MEDIANTE LAS ZONAS DE ENTRENAMIENTO

La segunda parte le introdujo en una variedad de prácticas que consistían en actividades técnicas y de acondicionamiento en sesiones progresivamente más largas e intensas. Una vez familiarizado con las tareas técnicas, conceptos técnicos y notaciones de las prácticas, está preparado para embarcarse en una aventura acuática para el resto de su vida. La tercera parte le ayudará a ello. En los capítulos siguientes, aprenderá a realizar un programa de entrenamiento a partir de las prácticas y a cuantificar su progreso.

Le animo a que piense en las prácticas de la segunda parte únicamente como los colores de un lienzo. Los colores que elija y cómo los combine aparecerán en el cuadro que haya pintado.

El capítulo 12 le proporcionará una base conceptual para diseñar un programa de entrenamiento de temporada, el cual incorpora diferentes fases de entrenamiento y cantidades apropiadas de descanso. Además, ofrezco ejemplos específicos de cómo muchos nadadores, competidores o no, organizan sus entrenamientos.

El capítulo 13 ofrece una variedad de ejemplos de programas de tres semanas que puede usar como los pilares de toda la temporada. Los programas puestos como ejemplo en este capítulo se basan en tres niveles de interés y habilidad:

Principiante y programación suave: Estos programas están compuestos principalmente por prácticas de las zonas verde y azul, que ponen especial énfasis en las tareas técnicas. Están diseñados para enseñar y reforzar los fundamentos de la natación eficiente a estilo libre, al mismo tiempo que abordan la necesidad de actividad aeróbica tres o cuatro veces por semana. Aunque en la mayoría de estas prácticas se intenta mantener la frecuencia cardiaca dentro de los valores más bajos de la franja de entrenamiento aeróbico, hay también algunas prácticas violetas y amarillas que son más intensas.

Habitual y programación moderada: Los nadadores habituales sobrepasan los requerimientos de ejercicio aeróbico mínimos, entrenando más a menudo, durante un periodo mayor y a intensidades superiores. Si nada cuatro o cinco veces por semana, se acerca más a esta categoría. Estos programas permiten más nado con técnica completa y desembocan en los entrenamientos más estresantes y competitivos. Los nadadores habituales pueden realizar una competición ocasionalmente, como una prueba en aguas abiertas o en algún evento en una reunión social.

Competidor y programación intensa: Si siente que su organismo necesita diariamente una dosis fija de cloro para sentirse bien, entonces pertenece a esta categoría. No es relevante si compite o no. Un nadador competitivo es aquel que encuentra satisfacción y motivación en poner a prueba la velocidad y la resistencia, tanto contra un cronómetro como contra otro animal de cloro. Los entrenamientos de estos programas están diseñados para nadadores que quieren nadar rápido ahora y todavía más rápido la semana siguiente. Son intensos y proporcionan un desafío progresivo.

Si decide utilizar los programas del capítulo 13, descubrirá que son progresivos, evaluando continuamente su habilidad, resistencia y velocidad. Si decide diseñar su propio programa, le sugiero que siga el orden de las prácticas de cualquier zona, por lo menos hasta que haya realizado una vez cada una de sus prácticas. Tras ello, puede mezclarlas y emparejarlas.

El capítulo 14 explica cómo mantener alta la motivación, mediante un seguimiento preciso de sus mejoras, tanto diario, semanal como anual (por temporada). Encontrará tablas útiles de progreso para que las fotocopie y se las lleve a la piscina.

PLANIFICACIÓN DE SU PROGRAMA

12

Planificar un programa de entrenamiento supone conjugar de una forma equilibrada el trabajo y el descanso. Los programas ejemplo presentados en el capítulo 13 ofrecen las sesiones de entrenamiento de forma típica, alternando los días de mayor intensidad con los de menor intensidad. Demasiados días intensivos seguidos o en una semana le dejarán dolorido en el mejor de los casos y enfermo o lesionado en el peor de ellos. El sobreentrenamiento, para cualquier deportista, tiene consecuencias potencialmente mucho peores que entrenar por debajo de lo normal.

TÓMESE UN DÍA LIBRE

Independientemente del nivel técnico, la forma física o el interés, debería tomarse por lo menos un día de descanso completo por semana, por lo que al entrenamiento de natación se refiere. Esto mantendrá su cuerpo y su mente más frescos cuando vuelva a la piscina. Realizar otra actividad física durante el día de descanso también es adecuado mientras mantenga el nivel de estrés bajo. Considere esta opción como un reposo activo.

ELEMENTOS DE UN PROGRAMA DE ENTRENAMIENTO DE NATACIÓN

La mayoría de nadadores habituales caen en el hábito de nadar largas distancias a un ritmo moderado constante, con escasa o nula técnica durante las sesiones. Y se repite cada vez que van a la piscina. Es una forma infalible de mejorar el nivel de forma física a un ritmo lento, manteniéndose el mismo estilo feo. Si quiere convertirse en un nadador mejor y más rápido, debe usar una estrategia distinta. Hay cuatro tipos de entrenamientos que conforman los bloques de esta estrategia. Estos bloques combinan una progresión de fases de acondicionamiento físico [general, específico, competitivo y puesta a punto («tapering»)] con una progresión de fases de adquisición de la técnica (aprendizaje, práctica y perfeccionamiento). La forma en que se conjugue esos bloques determinarán los resultados de sus esfuerzos.

Adquisición de técnica y resistencia

La resistencia básica en natación es la habilidad de ejecutar los movimientos eficientes a un ritmo submáximo durante un periodo de tiempo prolongado. Cualquier preparación de una temporada debe empezar por este nivel, para aspirar con éxito a entrenamientos más absorbentes. Incluso los nadadores de elite pasan varios de los primeros meses de cada temporada de entrenamiento aprendiendo nuevas habilidades acuáticas y afinando los matices técnicos. Aprender nuevas habilidades al mismo tiempo que se consolida una base aeróbica con tareas técnicas y series de baja intensidad debería ser una parte considerable de su planificación.

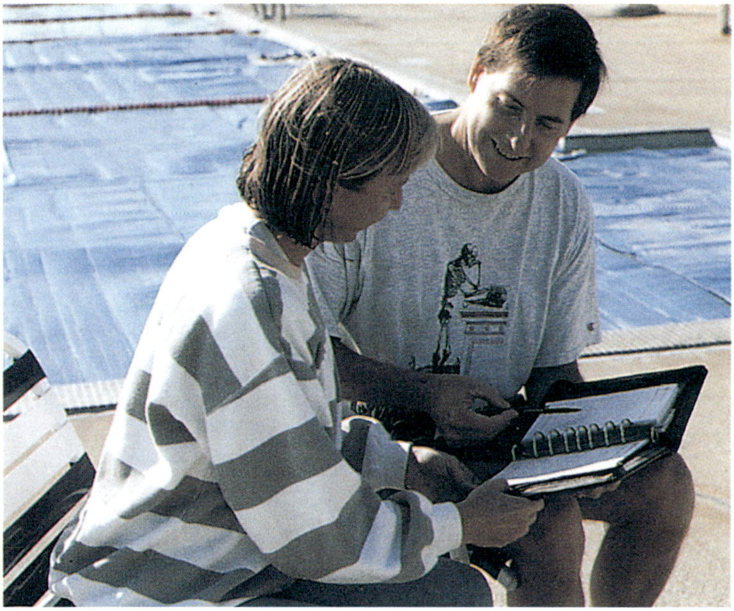

Planificar con antelación facilita el uso efectivo del tiempo de entrenamiento (optimizar al máximo).

Fase de resistencia específica y perfeccionamiento técnico

Una vez posea una resistencia básica, es hora de incrementar la intensidad del entrenamiento aeróbico. Esto consiste en introducir e incrementar progresivamente el entrenamiento a umbral anaeróbico. Para nadadores con carácter no competitivo y que no les gusta asumir riesgos, esto es lo máximo que han de aventurarse en la preparación física específica. Aun así, hay una gran cantidad de tareas técnicas y series de nado centradas en la técnica pertenecientes también a un nivel de preparación física superior. Con la intención de perfeccionar las tareas adquiridas en la fase de resistencia básica, haga suya la expresión «la práctica hace maestros» como tema clave de esta fase de entrenamiento.

Fase de competición y mantenimiento de la técnica

Si va a competir o poner a prueba los límites de su cuerpo, entonces su temporada incluirá esta fase. El trabajo de tolerancia y resistencia al lactato será el centro de la preparación física, pero habrá todavía suficiente trabajo de resistencia para que no se pierda la capacidad aeróbica. Durante esta fase de entrenamiento debería haber también un componente anaeróbico aláctico (velocidad pura, sprints cortos y mucho descanso). Si compite, incluya la mayoría de sus competiciones dentro de este periodo de entrenamiento. Durante esta fase de entrenamiento hay que mantener las habilidades adquiridas y perfeccionadas durante el entrenamiento previo. Se hacen ejercicios técnicos pero se incluye más la natación con técnica completa a tiempo real. La supervisión de la aplicación y ejecución de las habilidades eficientes de nado es el tema técnico clave en esta fase del entrenamiento.

Puesta a punto

Si compite, es probable que tenga algunas competiciones específicas de final de temporada para las que se está preparando. La planificación de una temporada está diseñada para conseguir el mejor rendimiento en esta actividad culminante. La puesta a punto de una planificación es un periodo de carga reducida de entrenamiento, durante el cual el cuerpo experimenta una supercompensación en muchos de sus sistemas fisiológicos. Durante la puesta a punto, un nadador puede reducir su volumen total de entrenamiento (distancia y duración) hasta un tercio del volumen de la fase anterior. La clave es mantener una intensidad de trabajo relativa igual a la de las prácticas previas a la puesta a punto –realizando únicamente menos cantidad–. Los nadadores competitivos presentan, por lo general, mejores resultados tras periodos de puesta a punto que sin ellos.

Tomarse periodos de descanso

Independientemente de su meta en la natación, una interrupción ocasional de su programa de entrenamiento –de una semana a un mes– es necesaria para mantener la frescura y el entusiasmo. Cuando vuelva a la piscina, tendrá una visión renovada de su nivel de forma física y de sus esfuerzos en la adquisición de la técnica.

EJERCICIO Y ADAPTACIÓN

Es un error común creer que el trabajo que realiza en una práctica le convierte en un nadador en mejor forma física. En realidad, lo que le proporciona una mejor forma física es lo que realiza entre las sesiones de entrenamiento, durante los periodos de recuperación.

En condiciones normales, el cuerpo humano realiza automáticamente adaptaciones positivas en respuesta a las demandas físicas. El cuerpo busca un estado en el que las actividades físicas que normalmente realiza no le causen muchos apuros. Si es un transportista de muebles, su cuerpo añadirá masa muscular para ayudarle a levantar objetos pesados. Si corre cinco millas diarias, su cuerpo incrementará la capacidad aeróbica de los músculos de sus piernas y mejorará la condición de su sistema cardiovascular. El ejercicio físico envía señales a su cerebro y a su cuerpo que pueden desencadenar una gran variedad de adaptaciones fisiológicas, que dan lugar a mayor fuerza, mayor explosividad, mayor resistencia, etc.

La frase clave del párrafo anterior es «en condiciones normales», dentro de las cuales se encuentra un alimentación equilibrada, una correcta hidratación, cantidades adecuadas de buena calidad de sueño, cantidades mínimas o nulas de contaminantes culturales (alcohol, nicotina, patatas fritas) en la circulación sanguínea, ausencia de enfermedades y niveles relativamente bajos de estrés psicológico.

La falta de sueño es la desviación de las condiciones de adaptación ideales más común y destructiva. Si suele dormir poco, es mejor que coja las 2 o 3 horas dedicadas al entrenamiento (desplazamiento de ida, entrenamiento, desplazamiento de vuelta) y las invierta en una buena siesta. Mejor todavía, váyase a la cama temprano.

Infringir constantemente las condiciones de adaptación ideales conlleva una gran desventaja ante la competición. Si entrena regular y apasionadamente, pero insiste en vivir irregularmente, no se sorprenda si sufre un serio «bajón».

LA PLANIFICACIÓN DE ENTRENAMIENTO ANUAL

Aquí tiene la periodización de un calendario de entrenamiento de una típica planificación anual, centrada en alcanzar el pico de rendimiento en los campeonatos nacionales en piscina corta (de 25 metros) a mediados de mayo.

La planificación de una temporada se empieza siempre teniendo en mente su final. Planificaremos en dirección inversa desde la fecha de mediados de mayo. Si los campeonatos en piscina larga (de 50 metros) se realizan a mediados de agosto y los nadadores normalmente se toman un mes de descanso al acabarlos, lo más pronto que podemos empezar la temporada de entrenamiento para piscina corta es a mediados de septiembre, 35 semanas en total.

- **Periodo de puesta a punto:** Dependiendo de la duración y la intensidad de la temporada de entrenamiento, el periodo de puesta a punto debería durar entre 2 y 4 semanas. Tomaremos un término medio de tres semanas desde finales de abril a mediados de mayo. La experiencia personal adquirida a lo largo de algunas temporadas le dará una idea más precisa de la duración de este periodo.
- **Periodo competitivo:** Dependiendo de la duración de la temporada de entrenamiento, su periodo de preparación competitiva podría ser de 6 a 12 semanas. Ésta es la duración óptima de un entrenamiento concentrado de alta intensidad. Lo ideal es que tras restar el periodo de puesta a punto nos queden aproximadamente 32 semanas de temporada. Los periodos preparatorios deben tener una duración superior al competitivo, por lo que le dedicaremos 9 semanas, desde mediados de febrero hasta finales de abril. Dedicamos menos de un tercio de la temporada restante al periodo competitivo.
- **Periodo preparatorio específico:** Con 23 semanas restantes para periodos preparatorios, dedicaremos la mitad a cada uno. Por ello, apartaremos 12 semanas para el periodo preparatorio específico –desde diciembre hasta mediados de febrero– sabiendo que probablemente perdamos una semana de entrenamiento debido a los periodos festivos.
- **Periodo preparatorio general:** Esto deja 11 semanas desde mediados de septiembre hasta finales de noviembre para nuestro periodo preparatorio general.

PROGRAMAS DE ENTRENAMIENTO ESPECÍFICO

A continuación se presentan algunos de los programas de entrenamiento que puede utilizar para preparar tanto sus campeonatos en piscina corta o en una larga. Recuerde que estos programas no son inamovibles. Cada individuo tiene unas necesidades de preparación específicas.

Programas de entrenamiento para la preparación de una competición

Una temporada de 35 semanas centrada en unos campeonatos de piscina corta se parece a esta propuesta:

Preparatorio general	11 semanas (mediados septiembre- finales noviembre)
Preparatorio específico	12 semanas (diciembre-mediados febrero)
Periodo competitivo	9 semanas (mediados febrero-finales de abril)

(continuación)

Puesta a punto	3 semanas (mediados de febrero-finales marzo)
Campeonatos en piscina corta	
Descanso	2 semanas (hasta principios de junio)

Si quisiera ir a unos campeonatos en piscina larga a medidos de agosto, tendría una temporada muy corta con pocas semanas con la que trabajar. Puede organizarla como a continuación se muestra:

Corto descanso de separación	1 semana (le deja 12 semanas con las que trabajar)
Preparatorio general	3 semanas (finales mayo-mediados junio)
Preparatorio específico	4 semanas (mediados junio-principios julio)
Periodo competitivo	3 semanas (principios julio-finales julio)
Periodo de puesta a punto	2 semanas (finales julio-mediados agosto)

Campeonatos de larga distancia

Descanso	4 semanas (hasta mediados septiembre)

No se trata de un ejemplo ideal de temporada de entrenamiento, pero ilustra cómo llevar a cabo los fundamentos de una planificación en un caso extremo del espectro.

Algunos nadadores y entrenadores prefieren planear tres temporadas en un año, en lugar de dos. Un ciclo anual de **tres temporadas** puede parecerse a lo siguiente:

1ª Temporada

15 semanas desde principios de septiembre culminando con una competición seleccionada a finales de diciembre:

Preparatorio general	4 semanas(principios septiembre-principios octubre)
Preparatorio específico	5 semanas (principios octubre-principios diciembre)
Periodo competitivo	4 semanas (principios noviembre-principios diciembre)
Periodo de puesta a punto	2 semanas (principios diciembre-finales diciembre)
Competición seleccionada	
1 o 2 semanas de descanso	

2ª Temporada

20 semanas desde el 1 de enero, culminando con unos campeonatos a mediados de mayo:

Preparatorio general	6 semanas (enero-mediados febrero)
Preparatorio específico	6 semanas (mediados febrero-finales marzo)
Periodo competitivo	5 semanas (finales marzo-finales abril)
Periodo de puesta a punto	3 semanas (finales abril-mediados mayo)
Campeonatos en piscina corta	
1 o 2 semanas de descanso	

3ª Temporada

11 o 12 semanas de temporada de entrenamiento para piscina larga como se ha descrito con anterioridad, con 3 a 4 semanas de descanso.

EJEMPLOS DE PROGRAMAS DE NATACIÓN

13

La mayoría de adultos que nadan dicen que lo hacen principalmente para mantenerse en forma. Hay otras muchas razones que hacen aventurarse a los humanos al agua. Si desea los beneficios del ejercicio aeróbico, quiere incrementar la eficacia de su nado o está motivado por entrenar para algún campeonato, siga leyendo. Si el cloro o algún desagradable suceso marca su experiencia con el agua, aquí encontrará una serie de programas que le pueden ayudar a superarlos.

PROGRAMAS DE NATACIÓN DE BAJA INTENSIDAD Y PARA PRINCIPIANTES

Como nadador principiante, probablemente vaya regularmente a la piscina para relajarse y divertirse o como parte de su programa general de acondicionamiento aeróbico. Los programas de natación para principiantes y de baja intensidad le proporcionan una gran variedad de posibilidades y actividades de aprendizaje al mismo tiempo que incrementa su condición aeróbica.

Mejora de la técnica

Estos dos programas presentan la serie completa de prácticas verdes y azules siguiendo una progresión lógica, introduciendo lentamente las nuevas tareas técnicas e incrementando gradualmente la distancia y la complejidad. Si este sistema le resulta desconocido, su puntuación en el T-15 es igual o está por debajo de la media, su puntuación en la prueba de condición física es baja, y si es un nadador novato o algunas de las tareas de técnica de estilo o conceptos de entrenamiento le son desconocidos, le recomiendo encarecidamente que empiece con estos programas. El último día de cada programa consiste en la repetición de una práctica suave, seguida de un test T-15 (anotando los resultados).

	Lu	Ma	Mi	Ju	Vi	Sa	Do
PRIMERA SEMANA		2		3		4	1

	Lu	Ma	Mi	Ju	Vi	Sa	Do
SEGUNDA SEMANA		6		7		8	5

	Lu	Ma	Mi	Ju	Vi	Sa	Do
TERCERA SEMANA		10		1		1 / T-15	9

	Lu	Ma	Mi	Ju	Vi	Sa	Do
PRIMERA SEMANA		2		3		4	1

	Lu	Ma	Mi	Ju	Vi	Sa	Do
SEGUNDA SEMANA		6		7		8	5

	Lu	Ma	Mi	Ju	Vi	Sa	Do
TERCERA SEMANA		10		1		1 / T-15	9

Si su nivel de forma física está por encima de la media, pero todavía necesita interiorizar las tareas de técnica de estilo en un orden de aprendizaje lógico, reduzca los días de descanso o realice dos prácticas durante algunos días para acelerar el progreso. En cualquie caso, le recomiendo que realice las prácticas siguiendo el orden indicado. Si su agenda sólo le deja tiempo para tres prácticas por semana, alargue estos programas a cuatro semanas, pero siguiendo el orden indicado.

Entrenamiento de la resistencia

Una vez haya realizado las prácticas verdes y azules y esté familiarizado con las tareas y los puntos clave, es hora de que empiece a entrenar su resistencia. Estos dos programas le proporcionan flexibilidad al mismo tiempo que introducen gradualmente prácticas más desafiantes. El 1-4 en un recuadro verde, por ejemplo, significa que debe seleccionar una de las prácticas entre la práctica verde número 1 y la práctica verde número 4.

	Lu	Ma	Mi	Ju	Vi	Sa	Do
PRIMERA SEMANA		1		5-7		2	1-4
SEGUNDA SEMANA		3		1-4		4	8-10
TERCERA SEMANA		5		8-10		T-15 1	5-7

	Lu	Ma	Mi	Ju	Vi	Sa	Do
PRIMERA SEMANA		6		7		6-10	1-5

	Lu	Ma	Mi	Ju	Vi	Sa	Do
SEGUNDA SEMANA		9		6-10		10	8

	Lu	Ma	Mi	Ju	Vi	Sa	Do
TERCERA SEMANA		1		1-5		T-15 1-5	6-10

PROGRAMAS DE NATACIÓN FRECUENTE (PRECOMPETITIVO)

Los nadadores que han sido regulares en sus hábitos de entrenamiento pronto querrán incrementar su frecuencia e intensidad –a menudo pensando en competir en el futuro–. Los entrenamientos frecuentes precompetitivos incrementan el volumen, frecuencia e intensidad de las cargas al mismo tiempo que proporcionan la base necesaria para cargas de entrenamiento más intensas dirigidas a la competición.

Mejora de la técnica

En estos programas la frecuencia aumenta a cinco prácticas por semana, incluyendo más prácticas violetas y amarillas con distancias e intensidades mayores. Están salpicadas con prácticas de menor intensidad, prácticas de habilidades fundamentales de las zonas verde y azul. Los dos primeros sábados de cada programa son días de entrenamiento más largos, utilizando una práctica verde suave como calentamiento para una práctica violeta o amarilla más intensa. Igual que anteriormente, en el último sábado de cada programa se incluye un T-15.

	Lu	Ma	Mi	Ju	Vi	Sa	Do
PRIMERA SEMANA		1-5	1-4	6-10		3 / 6-10	1-5

	Lu	Ma	Mi	Ju	Vi	Sa	Do
SEGUNDA SEMANA		2	8-10	1-4		6 / 3	5-7

	Lu	Ma	Mi	Ju	Vi	Sa	Do
TERCERA SEMANA		4	8-10	1-5		T-15 / 6-10	5-7

	Lu	Ma	Mi	Ju	Vi	Sa	Do
PRIMERA SEMANA	1-4		5	1-5		4-6 / 6	1-5

	Lu	Ma	Mi	Ju	Vi	Sa	Do
SEGUNDA SEMANA	7		1-5	6-10		1-5 / 8	7-10

	Lu	Ma	Mi	Ju	Vi	Sa	Do
TERCERA SEMANA	9		1-5	10		T-15 / 1-5	6-10

Entrenamiento de la resistencia

Estos programas consisten en cinco prácticas por semana, añadiendo una o dos prácticas naranjas por semana a la mezcla de prácticas violetas, amarillas, verdes y azules. Los sábados continúan siendo los días más largos. Habrá series a umbral anaeróbico más largas y algunas series de tolerancia al lactato. Muchas prácticas naranjas consisten en series de control aparte de las pruebas de natación-T que ha estado realizando. Esto supone una mayor toma de datos con el fin de seguir su progreso.

Fíjese que el último sábado del segundo programa consiste en una prueba T-20 en lugar de una T-15.

	Lu	Ma	Mi	Ju	Vi	Sa	Do
PRIMERA SEMANA		1-4	1-4	6-10		1 1	1-5

	Lu	Ma	Mi	Ju	Vi	Sa	Do
SEGUNDA SEMANA		5-7	1-4	1-5		2 2	1-4

	Lu	Ma	Mi	Ju	Vi	Sa	Do
TERCERA SEMANA		8-10	8-10	3		T-15 1-5	5-7

	Lu	Ma	Mi	Ju	Vi	Sa	Do
PRIMERA SEMANA	1-4		1-3	5-7		1-5 6-10	6-10

	Lu	Ma	Mi	Ju	Vi	Sa	Do
SEGUNDA SEMANA	1-3		4	8-10		1-5 8	7-10

	Lu	Ma	Mi	Ju	Vi	Sa	Do
TERCERA SEMANA	5-7		5	8-10		1-10 T-20	6-10

	Lu	Ma	Mi	Ju	Vi	Sa	Do
PRIMERA SEMANA		6	1-4	1-5		1-2 / 7	1-2

	Lu	Ma	Mi	Ju	Vi	Sa	Do
SEGUNDA SEMANA		8	5–7	1-3		3-4 / 9	8-10

	Lu	Ma	Mi	Ju	Vi	Sa	Do
TERCERA SEMANA		6-10	5-7	10		1-10 / T-20	3-4

	Lu	Ma	Mi	Ju	Vi	Sa	Do
PRIMERA SEMANA	4		1-3	5-6		5-6 / 4-7	6-10

	Lu	Ma	Mi	Ju	Vi	Sa	Do
SEGUNDA SEMANA	5		9-10	8-10		7-8 / 1-3	7-8

	Lu	Ma	Mi	Ju	Vi	Sa	Do
TERCERA SEMANA	6		6-10	7		9-10 / T-20	1-5

Entrenamiento de la velocidad

Estos programas potencian su velocidad mediante un mayor trabajo de tolerancia al lactato, y maximizan y ponen a prueba su velocidad con cargas de tolerancia a este ácido. Fíjese que estos días de práctica (rojo 4-10 y naranja 4-10) van seguidos, bien por un día de descanso, o bien por un día verde, azul o violeta de baja intensidad.

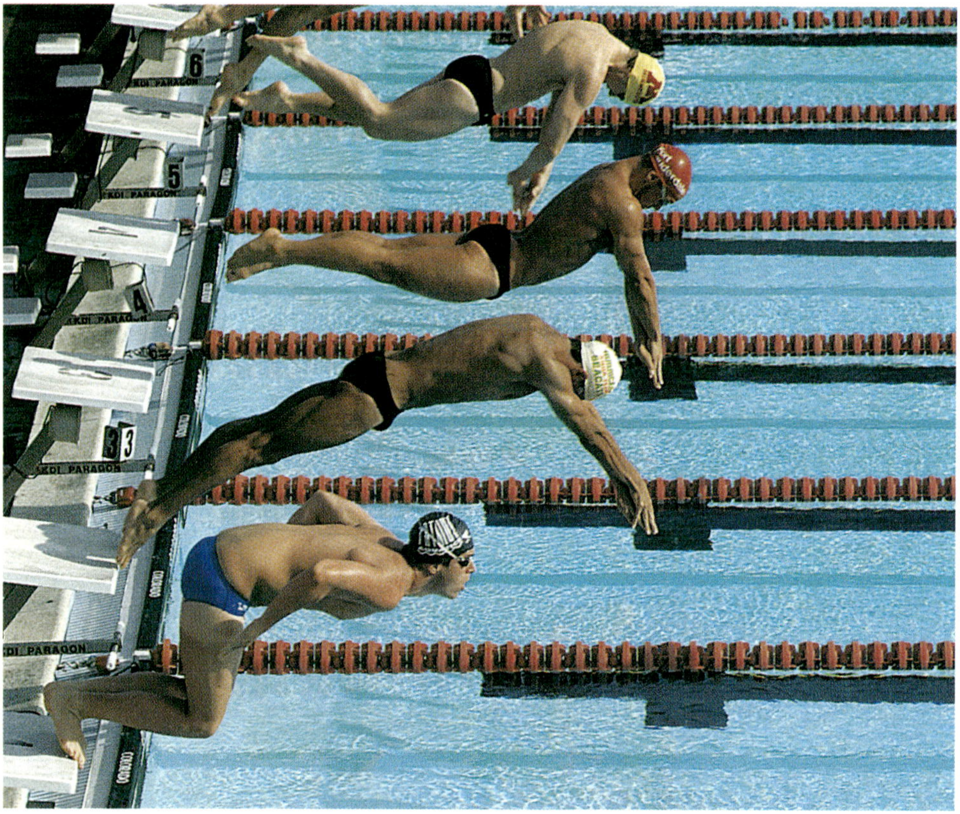

Muchos nadadores consideran que el competir en sus modalidades deportivas les proporciona un incentivo adicional para continuar con sus regímenes de entrenamiento.

PROGRAMAS INTENSIVOS DE NATACIÓN (COMPETITIVO)

En el caso de que ya compita, quiera competir en un futuro próximo o únicamente quiera conocer lo que su cuerpo es capaz de hacer, lo que busca es un programa más intenso. Estos programas suponen que la natación es su actividad física principal y que está dispuesto a dedicar mayor tiempo por semana a entrenar.

	Lu	Ma	Mi	Ju	Vi	Sa	Do
PRIMERA SEMANA		1-3	1-3	4-6	4-6	5-10 1-5	1-3

	Lu	Ma	Mi	Ju	Vi	Sa	Do
SEGUNDA SEMANA		7-10	7-10	4-5	5-10	1-3 6-7	1-3

	Lu	Ma	Mi	Ju	Vi	Sa	Do
TERCERA SEMANA		5-10	5-10	5-10	5-10	1-5 T-30	1-3

	Lu	Ma	Mi	Ju	Vi	Sa	Do
PRIMERA SEMANA	4-6	4-5		5-6	7-10	5-6 1-3	1-3

	Lu	Ma	Mi	Ju	Vi	Sa	Do
SEGUNDA SEMANA	6-7	8-10		6-7	1-3	7-8 1-3	7-8

	Lu	Ma	Mi	Ju	Vi	Sa	Do
TERCERA SEMANA	1-3	1-3		5-10	4-6	6-10 T-30	1-5

Mejora de la técnica

En estos programas la frecuencia se eleva a seis prácticas por semana, incluyendo más prácticas naranjas y rojas y mayor distancia e intensidad. Están salpicados con cargas de acondicionamiento general y tareas técnicas fundamentales de intensidad menor de las zonas verde a amarilla, presentadas con anterioridad. Si su agenda no le permite seis prácticas por semana, alargue estos programas a cuatro semanas de cinco prácticas, pero mantenga el mismo orden. La prueba de natación-T se ha alargado a T-30.

	Lu	Ma	Mi	Ju	Vi	Sa	Do
PRIMERA SEMANA		1-3	1-4	6-10	5-7	1-5 1-3	1-4

	Lu	Ma	Mi	Ju	Vi	Sa	Do
SEGUNDA SEMANA		6-7	1-4	1-5	8-10	6-10 1-3	4-5

	Lu	Ma	Mi	Ju	Vi	Sa	Do
TERCERA SEMANA		4-7	8-10	1-3	1-10	1-10 T-30	6-10

	Lu	Ma	Mi	Ju	Vi	Sa	Do
PRIMERA SEMANA	4-7	1-4	5-7		1-3	1-5 1-3	6-10

	Lu	Ma	Mi	Ju	Vi	Sa	Do
SEGUNDA SEMANA	1-3	1-4	4-7		8-10	6-10 1-3	7-10

	Lu	Ma	Mi	Ju	Vi	Sa	Do
TERCERA SEMANA	8-10	5-7	1-3		5-7	1-10 T-30	6-10

Entrenamiento de la resistencia

Al igual que anteriormente, añadimos más actividades a umbral anaeróbico y algo de trabajo de resistencia al lactato. Con un único día de descanso por semana, es importante estar atento a signos de sobreentrenamiento. Si siente que no se recupera suficientemente entre una carga de alta intensidad y la siguiente, puede alargar estos programas a cuatro semanas, añadiendo otro día de descanso a cada semana.

	Lu	Ma	Mi	Ju	Vi	Sa	Do
PRIMERA SEMANA	4-7		1-3	6	1-5	5-6 / 4-7	6-10
SEGUNDA SEMANA	7		6-7	8	6-10	7-8 / 4-7	7-8
TERCERA SEMANA	9		1-10	10	1-10	5-10 / T-30	1-5

	Lu	Ma	Mi	Ju	Vi	Sa	Do
PRIMERA SEMANA	4-7	1-10		8-10	5-6	5-6 / 1-3	6-10
SEGUNDA SEMANA	4-7	6-10		8-10	1-10	7-8 / 4-7	1-5
TERCERA SEMANA	7-10	7-10		1-3	1-10	9-10 / T-30	1-5

Entrenamiento de la velocidad

Una mayor carga de trabajo de tolerancia y resistencia al lactato convierten estos programas en desafiantes y estresantes. No mantenga estos entrenamientos durante más de 9 a 12 semanas seguidas sin regresar a programas menos estresantes durante unas cuantas semanas.

14

CUANTIFICACIÓN DE SU PROGRESO

La mayoría de personas que empiezan un programa de ejercicio lo abandonan en un periodo no superior a seis meses. Si no intenta estar dentro de la minoría restante, no debería haber comprado este libro. Sin embargo, todos sabemos que las intenciones no son suficientes. Muchas cosas pueden interponerse entre usted y sus aspiraciones –tiempo, logística, trabajo, familia, motivación, etc.–. Aunque este libro no puede ayudarle en los cuatro primeros elementos de la lista, sí puede hacerlo con el quinto. Una de las razones principales por las que la gente abandona su programa de ejercicios es por falta de motivación. Cuando se empieza por primera vez un programa nuevo, hay normalmente un periodo de dos o tres meses en los que el estímulo de ambientes nuevos, gente nueva y nuevas experiencias le mantienen motivado hacia la actividad. Sin embargo, a medida que la rutina del entrenamiento se hace monótona, mantenerse motivado cuesta más.

Si realimenta diariamente su motivación con el resultado de sus esfuerzos, descubrirá que mantener el interés es fácil. Cuanto más positivo sea este feedback que reciba, más animado estará por volver a la piscina en su próxima sesión. Aquí es precisamente donde plasmar los resultados adquiere importancia. Frecuentemente a lo largo de los programas y de las prácticas tendrá la oportunidad de comprobar varios aspectos de su nado. En lugar de confiar los resultados a la memoria, le animo encarecidamente a que anote los resultados desde el primer día y que los guarde de una forma lógica y organizada.

De esta forma los esfuerzos quedarán recompensados generosamente, tanto a corto como a largo plazo. De forma diaria o semanal, verá mejoras en sus resultados. En caso de no observar mejoras, percibirá las habilidades o capacidades físicas que necesitan una atención especial. A medida que los meses y las temporadas pasen, verá un patrón progresivo y personalizado de intensidad de entrenamiento, ya que realizará la mayor parte de los nados a velocidades derivadas directamente de los resultados de las pruebas de control. Este tipo de realimentación específica y personalizada mejorará en gran medida las probabilidades de que 1) continúe con ello y 2) consiga los resultados que busca.

TABLAS DE PROGRESO

Al final de esta sección hay varias tablas para anotar los resultados de las series de control y nados utilizados a lo largo de este libro. Fotocopie estas tablas, ya que las necesitará para anotar los resultados durante un periodo de tiempo prolongado. Es conveniente que realice varias copias para usarlas con diferentes variaciones de series y distancias. Una carpeta o cuaderno (preferentemente con calculadora integrada) ayudará a mantener un seguimiento organizado de su progreso.

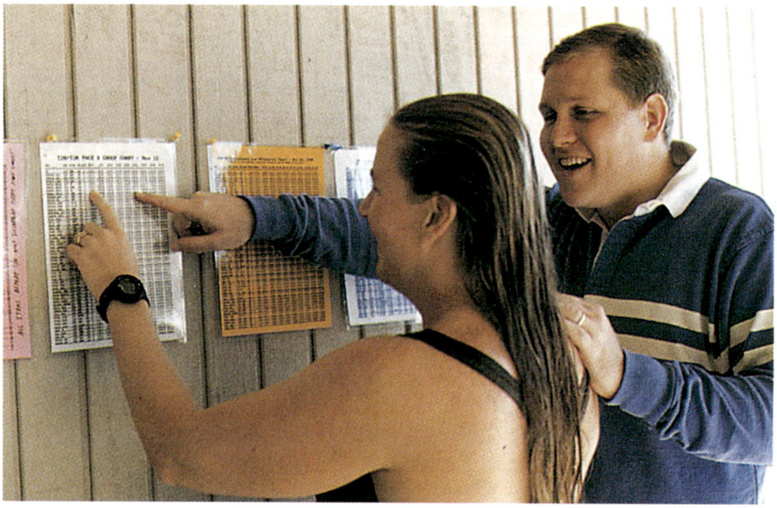

Anotar y realizar un seguimiento de los progresos en el nado proporciona un poderoso mecanismo de feedback que puede mantenerle motivado.

TABLA DE RESULTADOS PARA LA PRUEBA CONTROL-T

Ésta es la primera tabla con la que se familiarizará. En un principio, anotará los resultados de su prueba control T-15 correspondientes a la prueba de condición natatoria/forma física en el medio acuático del capítulo 3. Posteriormente anotará los resultados de las pruebas T-15 ulteriores. Una vez ascienda a pruebas T-20, empiece una nueva tabla al igual que cuando ascienda a la prueba T-30. Necesitará buscar su ritmo de nado a los 100 metros en la tabla de la prueba de natación-T apropiada. El progreso se aprecia mediante cualquiera de las siguientes formas:

1. Ritmo de nado más rápido a los 100.
2. Mismo ritmo de nado pero FCI menor.
3. Mismo ritmo de nado pero número medio de brazadas inferior.
4. Mismo ritmo de nado pero esfuerzo percibido menor.

Al pasar de las pruebas T-15 a las T-20 y T-30 no se alarme si su ritmo de nado sufre durante las primeras pruebas tras el cambio. Cuanto mayores (en distancia) sean las pruebas de natación-T, más precisas serán las estimaciones de ritmo de nado real, asumiendo que da lo mejor de usted en ellas.

TABLA DE RESULTADOS PARA LA PRUEBA NATACIÓN GOLF

En el capítulo 3 se le introdujo en la natación golf. A lo largo de las prácticas hay numerosas oportunidades de realizar este tipo de nados. Además, en cualquier momento que le apetezca comprobar su nivel de habilidad técnica, realice unas cuantas repeticiones de esta prueba. Utilice tablas distintas para cada distancia en este tipo de prueba (Ngolf). Las mejoras se observan mediante:

1. Una puntuación en la prueba Ngolf inferior.
2. Misma puntuación pero con FCI menor.
3. Misma puntuación pero con esfuerzo percibido menor.

Calcule su puntuación en la prueba de natación golf sumando el número total de brazadas al total de segundos requeridos para completar una distancia. Observará que hay una puntuación para Ngolf avanzada. Esto es simplemente la puntuación en la prueba Ngolf más su FCI. El comparar las puntuaciones avanzadas en esta prueba le proporciona una lectura más precisa de los cambios en la eficiencia de nado.

TABLA DE RESULTADOS EN LAS SERIES CONTROL DE RESISTENCIA AL LACTATO

A medida que empiece a realizar entrenamientos naranjas y rojos, empezará a usar esta tabla. Necesitará guardar cuatro ejemplares de esta tabla –uno para cada una de las series de resistencia al lactato (RL)– que aparecen en las prácticas naranjas y rojas. Estas tablas son más complejas pero le proporcionan un feedback acerca de su progreso muy valioso. Necesitará anotar el tiempo medio de nado calculado (sume el tiempo más rápido, el segundo más rápido y el más lento y divídalos entre tres) al igual que la oscilación de tiempos calculada (réstele al tiempo más rápido el más lento). Puede realizar mejoras de varias formas:

1. Consiguiendo una media calculada más rápida.
2. Manteniendo la misma media pero teniendo una oscilación menor.
3. Teniendo una media de brazadas inferior sin detrimento de la velocidad.
4. Ascendiendo a un intervalo más rápido.

A medida que su nado mejore, necesitará desplazarse a intervalos más rápidos en las series de RL. La idea en las series de RL es mantener un ratio trabajo-descanso de 1:1 para la distancia que está nadando. Supongamos que ha estado nadando los 100 m en un intervalo de 2:30 y que su tiempo medio ha decrecido de 1:15 a 1:13. Hasta ahora ha estado nadando en el intervalo correcto. Supongamos que en sus dos próximas actuaciones promedia 1:12 o 1:11. Asumiendo que realiza todos los nados dentro de las oscilaciones especificadas, probablemente sea momento de reducir su intervalo a 2:25, de forma que se acerque más a la proporción trabajo-descanso de 1:1.

TABLA DE RESULTADOS DE LAS SERIES CONTROL DE TOLERANCIA AL LACTATO

Las series de control más intensas aparecen en los entrenamientos naranja y rojo. Hay tres series control de tolerancia al lactato (TL) de las cuales tomará nota de los resultados. Al igual que en las tablas de RL, necesitará calcular los tiempos y oscilaciones de nado medias, de forma igual a la anterior, y anotarlas. Hay tres puntos específicos de feedback acerca de su progreso:

1. Tiempo de nado medio más rápido.
2. Igual tiempo de nado medio pero menor oscilación.
3. Media de brazadas inferior sin detrimento de la velocidad.

Tabla de resultados de la prueba de natación-T

Serie (señale una) T-15 T-20 T-30

Fecha	Distancia nadada	Tiempo de llegada	Ritmo de nado a los 100 (buscar)	Media de brazadas por largo	FCI

Tabla de resultados en la prueba de natación golf

Distancia (señale una) 50 100 150 200

Fecha	Tiempo de llegada	Número total de segundos	Número total de brazadas	Puntuación en la prueba Ngolf	FCI	Puntuación avanzada Ngolf

Tabla de resultados de las series de control de resistencia al lactato

Distancia a repetir (señale una)

16 min de 50 oscilación = 2"	18 min de 75 oscilación = 3"	20 min de 100 oscilación = 4"	24 min de 200 oscilación = 6"

Fecha	Intervalo a repetir	Mejor tiempo de nado	Segundo mejor tiempo de nado	Peor tiempo de nado	Tiempo de nado medio	Oscilación calculada	Media de brazadas por largo

Tiempo de nado medio = (mejor tiempo + segundo mejor tiempo + peor tiempo)/3
Oscilación calculada = más rápido – más lento

Tabla de resultados de las series de control de tolerancia al lactato

Serie (señale una)

6 x 50 a 3:00	8 x 50 a 4:00	4 x 75 a 6:00	4 x 100 a 6:00	3 x 150 a 12:00	3 x 200 a 12:00

Fecha	Mejor tiempo	Segundo mejor tiempo	Peor tiempo	Tiempo de nado medio	Oscilación calculada	Media de brazadas por largo

Tiempo de nado medio = (mejor tiempo + segundo mejor tiempo + peor tiempo)/3
Oscilación calculada = más rápido – más lento

APÉNDICE A

TABLAS DE PRUEBAS DE CONTROL

Tabla de ritmos de nado a los 100 de la prueba T-15										
Distancia	**15:00**	**15:10**	**15:20**	**15:30**	**15:40**	**15:50**	**16:00**	**16:10**	**16:20**	**16:30**
500	3:00	3:02	3:04	3:06	3:08	3:10	3:12	3:14	3:14	3:18
550	2:43	2:45	2:47	2:49	2:50	2:52	2:54	2:56	2:58	3:00
600	2:30	2:31	2 33	2:35	2:36	2:38	2:40	2:41	2:43	2:45
650	2:18	2:20	2:21	2:23	2:24	2:26	2:27	2:29	2:30	2:32
700	2:08	2:10	2:11	2:12	2:14	2:15	2:17	2:18	2:20	2:21
750	2:00.0	2:01	2:02	2:04	2:05	2:06	2:08	2:09	2:10	2:12
800	1:52.5	1:53.7	1:55.0	1:56.2	1:57.5	1:58.7	2:00.0	2:01	2:02	2:03
850	1:45.8	1:47.0	1:48.2	1:49.4	1:50.5	1:51.7	1:52.9	1:54.1	1:55.2	1:56.4
900	1:40.0	1:41.1	1:42.2	1:43.3	1:44.4	1:45.5	1:46.6	1:47.7	1:48.8	1:50.0
950	1:34.7	1:35.7	1:36.8	1:37.8	1:38.9	1:40.0	1:41.0	1:42.1	1:43.1	1:44.2
1.000	1:30.0	1:31.0	1:32.0	1:33.0	1:34.0	1:35.0	1:36.0	1:37.0	1:38.0	1:39.0
1.050	1:25.7	1:26.6	1:27.6	1:28.5	1:29.5	1:30.4	1:31.4	1:32.3	1:33.3	1:34.2
1.100	1:21.8	1:22.7	1:23.6	1:24.5	1:25.4	1:26.3	1:27.2	1:28.1	1:29.0	1:30.0
1.150	1:18.2	1:19.1	1:20.0	1:20.8	1:21.7	1:22.6	1:23.4	1:24.3	1:25.2	1:26.0
1.200	1:15.0	1:15.8	1:16.6	1:17.5	1:18.3	1:19.1	1:20.0	1:20.8	1:21.6	1:22.5
1.250	1:12.0	1:12.8	1:13.6	1:14.4	1:15.2	1:16.0	1:16.8	1:17.6	1:18.4	1:19.2
1.300	1:09.2	1:10.0	1:10.7	1:11.5	1:12.3	1:13.0	1:13.8	1:14.6	1:15.3	1:16.1
1.350	1:06.6	1:07.4	1:08.1	1:08.8	1:09.6	1:10.3	1:11.1	1:11.8	1:12.5	1:13.3
1.400	1:04.2	1:05.0	1:05.7	1:06.4	1:07.1	1:07.8	1:08.5	1:09.2	1:10.0	1:10.7
1.450	1:02.0	1:02.7	1:03.4	1:04.1	1:04.8	1:05.5	1:06.2	1:06.8	1:07.5	1:08.2
1.500	1:00.0	1:00.6	1:01.3	1:02.0	1:02.6	1:03.3	1:04.0	1:04.6	1:05.3	1:06.0

Tabla de ritmos de nado a los 100 de la prueba T-20

Distancia	20:00	20:10	20:20	20:30	20:40	20:50	21:00	21:10	21:20	21:30
700	2:51	2:52	2:54	2:55	2:57	2:58	3:00	3:01	3:02	3:04
750	2:40	2:41	2:42	2 44	2:45	2:46	2:48	2:49	2:50	2:52
800	2:30	2:31	2:32	2:33	2:35	2:36	2:37	2:38	2:40	2:41
850	2:21	2:22	2:23	2:24	2:25	2:27	2:28	2:29	2:30	2:31
900	2:13	2:14	2:15	2:16	2:17	2:18	2:20	2:21	2:22	2:23
950	2:06	2:07	2:08	2:09	2:10	2:11	2:12	2:13	2:14	2:15
1.000	2:00.0	2:01	2:02	2:03	2:04	2:05	2:06	2:07	2:08	2:09
1.050	1:54.2	1:55.2	1:56.1	1:57.1	1:58.0	1:59.0	2:00.0	2:00	2:01	2:02
1.100	1:49.0	1:50.0	1:50.9	1:51.8	1:52.7	1:53.6	1:54.5	1:55.4	1:56.3	1:57.2
1.150	1:44.3	1:45.2	1:46.0	1:46.9	1:47.8	1:48.6	1:49.5	1:50.4	1:51.3	1:52.1
1.200	1:40.0	1:40.8	1:41.6	1:42.5	1:43.3	1:44.1	1:45.0	1:45.8	1:46.6	1:47.5
1.250	1:36.0	1:36.8	1:37.6	1:38.4	1:39.2	1:40.0	1:40.8	1:41.6	1:42.4	1:43.2
1.300	1:32.3	1:33.0	1:33.8	1:34.6	1:35.3	1:36.1	1:36.9	1:37.6	1:38.4	1:39.2
1.350	1:28.8	1:29.6	1:30.3	1:31.1	1:31.8	1:32.5	1:33.3	1:34.0	1:34.8	1:35.5
1.400	1:25.7	1:26.4	1:27.1	1:27.8	1:28.5	1:29.2	1:30.0	1:30.7	1:31.4	1:32.1
1.450	1:22.7	1:23.4	1:24.1	1:24.8	1:25.5	1:26.2	1:26.8	1:27.5	1:28.2	1:28.9
1.500	1:20.0	1:20.6	1:21.3	1:22.0	1:22.6	1:23.3	1:24.0	1:24.6	1:25.3	1:26.0
1.550	1:17.4	1:18.0	1:18.7	1:19.3	1:20.0	1:20.6	1:21.2	1:21.9	1:22.5	1:23.2
1.600	1:15.0	1:15.6	1:16.2	1:16.8	1:17.5	1:18.1	1:18.7	1:19.3	1:20.0	1:20.6
1.650	1:12.7	1:13.3	1:13.9	1:14.5	1:15.1	1:15.7	1:16.3	1:16.9	1:17.5	1:18.1
1.700	1:10.5	1:11.1	1:11.7	1:12.3	1:12.9	1:13.5	1:14.1	1:14.7	1:15.2	1:15.8
1.750	1:08.5	1:09.1	1:09.7	1:10.2	1:10.8	1:11.4	1:12.0	1:12.5	1:13.1	1:13.7
1.800	1:06.6	1:07.2	1:07.7	1:08.3	1:08.8	1:09.4	1:10.0	1:10.5	1:11.1	1:11.6
1.850	1:04.8	1:05.4	1:05.9	1:06.4	1:07.0	1:07.5	1:08.1	1:08.6	1:09.1	1:09.7
1.900	1:03.1	1:03.6	1:04.2	1:04.7	1:05.2	1:05.7	1:06.3	1:06.8	1:07.3	1:07.8
1.950	1:01.5	1:02.0	1:02.5	1:03.0	1:03.5	1:04.1	1:04.6	1:05.1	1:05.6	1:06.1
2.000	1:00.0	1:00.5	1:01.0	1:01.5	1:02.0	1:02.5	1:03.0	1:03.5	1:04.0	1:04.5

Tabla de ritmos de nado a los 100 de la prueba T-30

Distancia	30:00	30:10	30:30	30:30	30:40	30:50	31:00	31:10	31:20	31:30
1.000	3:00	3:01	3:02	3:03	3:04	3:05	3:06	3:07	3:08	3:09
1.050	2:51	2:52	2:53	2:54	2:55	2:56	2:57	2:58	2:59	3:00
1.100	2:43	2:44	2:45	2:46	2:47	2:48	2:49	2:50	2:50	2:51
1.150	2:36	2:37	2:38	2 39	2:40	2:40	2:41	2:42	2:43	2:44
1.200	2:30	2:30	2:31	2:32	2:33	2:34	2:35	2:35	2:36	2:37
1.250	2:24	2:24	2:25	2:26	2:27	2:28	2:28	2:29	2:30	2:31
1.300	2:18	2:19	2:20	2:20	2:21	2:22	2:23	2:23	2:24	2:25
1.350	2:13	2:14	2:14	2:15	2:16	2:17	2:17	2:18	2:19	2:20
1.400	2:08	2:09	2:10	2:10	2:11	2:12	2:12	2:13	2:14	2:15
1.450	2:04	2:04	2:05	2:06	2:06	2:07	2:08	2:08	2:09	2:10
1.500	2:00.0	2:00	2:01	2:02	2:02	2:03	2:04	2:04	2:05	2:06
1.550	1:56.1	1:56.7	1:57.4	1:58.0	1:58.7	1:59.3	2:00.0	2:00	2:01	2:01
1.600	1:52.5	1:53.1	1:53.7	1:54.3	1:55.0	1:55.6	1:56.2	1:56.8	1:57.5	1:58.1
1.650	1:49.0	1:49.6	1:50.3	1:50.9	1:51.5	1:52.1	1:52.7	1:53.3	1:53.9	1:54.5
1.700	1:45.8	1:46.4	1:47.0	1:47.6	1:48.2	1:48.8	1:49.4	1:50.0	1:50.5	1:51.1
1.750	1:42.8	1:43.4	1:44.0	1:44.5	1:45.1	1:45.7	1:46.2	1:46.8	1:47.4	1:48.0
1.800	1:40.0	1:40.5	1:41.1	1:41.6	1:42.2	1:42.7	1:43.3	1:43.8	1:44.4	1:45.0
1.850	1:37.2	1:37.8	1:38.3	1:38.9	1:39.4	1:40.0	1:40.5	1:41.0	1:41.6	1:42.1
1.900	1:34.7	1:35.2	1:35.7	1:36.3	1:36.8	1:37.3	1:37.8	1:38.4	1:38.9	1:39.4
1.950	1:32.3	1:32.8	1:33.3	1:33.8	1:34.3	1:34.8	1:35.3	1:35.8	1:36.4	1:36.9
2.000	1:30.0	1:30.5	1:31.0	1:31.5	1:32.0	1:32.5	1:33.0	1:33.5	1:34.0	1:34.5
2.050	1:27.8	1:28.2	1:28.7	1:29.2	1:29.7	1:30.2	1:30.7	1:31.2	1:31.7	1:32.1
2.100	1:25.7	1:26.1	1:26.6	1:27.1	1:27.6	1:28.0	1:28.5	1:29.0	1:29.5	1:30.0
2.150	1:23.7	1:24.1	1:24.6	1:25.1	1:25.5	1:26.0	1:26.5	1:26.9	1:27.4	1:27.9
2.200	1:21.8	1:22.2	1:22.7	1:23.1	1:23.6	1:24.0	1:24.5	1:25.0	1:25.4	1:25.9
2.250	1:20.0	1:20.4	1:20.8	1:21.3	1:21.7	1:22.2	1:22.6	1:23.1	1:23.5	1:24.0
2.300	1:18.2	1:18.6	1:19.1	1:19.5	1:20.0	1:20.4	1:20.8	1:21.3	1:21.7	1:22.1
2.350	1:16.5	1:17.0	1:17.4	1:17.8	1:18.2	1:18.7	1:19.1	1:19.5	1:20.0	1:20.4
2.400	1:15.0	1:15.4	1:15.8	1:16.2	1:16.6	1:17.0	1:17.5	1:17.9	1:18.3	1:18.7
2.450	1:13.4	1:13.8	1:14.2	1:14.6	1:15.1	1:15.5	1:15.9	1:16.3	1:16.7	1:17.1
2.500	1:12.0	1:12.4	1:12.8	1:13.2	1:13.6	1:14.0	1:14.4	1:14.8	1:15.2	1:15.6
2.550	1:10.5	1:10.9	1:11.3	1:11.7	1:12.1	1:12.5	1:12.9	1:13.3	1:13.7	1:14.1
2.600	1:09.2	1:09.6	1:10.0	1:10.3	1:10.7	1:11.1	1:11.5	1:11.9	1:12.3	1:12.6
2.650	1:07.9	1:08.3	1:08.6	1:09.0	1:09.4	1:09.8	1:10.1	1:10.5	1:10.9	1:11.3
2.700	1:06.6	1:07.0	1:07.4	1:07.7	1:08.1	1:08.5	1:08.8	1:09.2	1:09.6	1:10.0
2.750	1:05.4	1:05.8	1:06.1	1:06.5	1:06.9	1:07.2	1:07.6	1:08.0	1:08.3	1:08.7
2.800	1:04.2	1:04.6	1:05.0	1:05.3	1:05.7	1:06.0	1:06.4	1:06.7	1:07.1	1:07.5
2.850	1:03.1	1:03.5	1:03.8	1:04.2	1:04.5	1:04.9	1:05.2	1:05.6	1:05.9	1:06.3
2.900	1:02.0	1:02.4	1:02.7	1:03.1	1:03.4	1:03.7	1:04.1	1:04.4	1:04.8	1:05.1
2.950	1:01.0	1:01.3	1:01.6	1:02.0	1:02.3	1:02.7	1:03.0	1:03.3	1:03.7	1:04.0
3.000	1:00.0	1:00.3	1:00.6	1:01.0	1:01.3	1:01.6	1:02.0	1:02.3	1:02.6	1:03.0

TABLAS DE PRUEBAS DE CONTROL

Tabla de tiempo de nado

25	50	75	100	150	200	250	300	350	400	450	500
:49.0	1:38.5	2:27	3:17	4:55	6:34	8:12	9:51	11:29	13:08	14:46	16:25
:49.0	1:38.0	2:27	3:16	4:54	6:32	8:10	9:48	11:26	13:04	14:42	16:20
:48.5	1:37.5	2:26	3:15	4:52	6:30	8:07	9:45	11:22	13:00	14:37	16:15
:48.5	1:37.0	2:25	3:14	4:51	6:28	8:05	9:42	11:19	12:56	14:33	16:10
:47.5	1:35.5	2:23	3:11	4:46	6:22	7:57	9:33	11:08	12:44	14:19	15:55
:47.0	1:34.0	2:21	3:08	4:42	6:16	7:50	9:24	10:58	12:32	14:06	15:40
:46.0	1:32.5	2:18	3:05	4:37	6:10	7:42	9:15	10:47	12:20	13:52	15:25
:45.5	1:31.0	2:16	3:02	4:33	6:04	7:35	9:06	10:37	12:08	13:39	15:10
:45.0	1:30.0	2:15	3:00	4:30	6:00	7:30	9:00	10:30	12:00	13:30	15:00
:44.0	1:28.5	2:12	2:57	4:25	5:54	7:22	8:51	10:19	11:48	13:16	14:45
:43.5	1:27.0	2:10	2:54	4:21	5:48	7:15	8:42	10:09	11:36	13:03	14:30
:42.5	1:25.5	2:08	2:51	4:16	5:42	7:07	8:33	9:58	11:24	12:49	14:15
:42.5	1:25,0	2:07	2:50	4:15	5:40	7:05	8:30	9:55	11:20	12:45	14:10
:41.5	1:23.5	2:05	2:47	4:10	5:34	6:57	8:21	9:44	11:08	12:31	13:55
:41.0	1:22.5	2:03	2:45	4:07	5:30	6:52	8:15	9:37	11:00	12:22	13:45
:40.5	1:21.0	2:01	2:42	4:03	5:24	6:45	8:06	9:27	10:48	12:09	13:30
:40.0	1:20.0	2:00.0	2:40	4:00	5:20	6:40	8:00	9:20	10:40	12:00	13:20
:39.0	1:18.5	1:57.5	2:37	3:55	5:14	6:32	7:51	9:09	10:28	11:46	13:05
:38.5	1:17.5	1:56.0	2:35	3:52	5:10	6:27	7:45	9:02	10:20	11:37	12:55
:38.0	1:16.0	1:54.0	2:32	3:48	5:04	6:20	7:36	8:52	10:08	11:24	12:40
:37.5	1:15.0	1:52.5	2:30	3:45	5:00	6:15	7:30	8:45	10:00	11:15	12:30
:37.0	1:14.0	1:51.0	2:28	3:42	4:56	6:10	7:24	8:38	9:52	11:06	12:20
:36.5	1:13.0	1:49.5	2:26	3:39	4:52	6:05	7:18	8:31	9:44	10:57	12:10
:36.0	1:12.0	1:48.0	2:24	3:36	4:48	6:00	7:12	8:24	9:36	10:48	12:00
:35.5	1:11.0	1:46.5	2:22	3:33	4:14	5:55	7:06	8:17	9:28	10:39	11:50
:35.0	1:10.0	1:45.0	2:20	3:30	4:40	5:50	7:00	8:10	9:20	10:30	11:40
:34.0	1:08.5	1:42.5	2:17	3:25	4:34	5:42	6:51	7:59	9:08	10:16	11:25
:33.5	1:07.5	1:41.0	2:15	3:22	4:30	5:37	6:45	7:52	9:00	10:07	11:15
:33.0	1:06.5	1:39.5	2:13	3:19	4:26	5:32	6:39	7:45	8:52	9:58	11:05
:33:0	1:06.0	1:39.0	2:12	3:18	4:24	5:30	6:36	7:42	8:48	9:54	11:00
:32.5	1:05.0	1:37.5	2:10	3:15	4:20	5:25	6:30	7:35	8:40	9:45	10:50

(continuación)

25	50	75	100	150	200	250	300	350	400	450	500
:32.0	1:04.0	1:36.0	2:08	3:12	4:16	5:20	6:24	7:28	8:32	9:36	10:40
:31.5	1:03.0	1:34.5	2:06	3:09	4:12	5:15	6:18	7:21	8:24	9:27	10:30
:31.0	1:02.0	1:33.0	2:04	3:06	4:08	5:10	6:12	7:14	8:16	9:18	10:20
:30.5	1:01.0	1:31.5	2:02	3:03	4:04	5:05	6:06	7:07	8:08	9:09	10:10
:30.0	1:00.0	1:30.0	2:00	3:00	4:00	5:00	6:00	7:00	8:00	9:00	10:00
:29.5	:59.0	1:28.5	1:58	2:57	3:56	4:55	5:54	6:53	7:52	8:51	9:50
:29.0	:58.0	1:27.0	1:56	2:54	3:52	4:50	5:48	6:46	7:44	8:42	9:40
:28.5	:57.0	1:25.5	1:54	2:51	3:48	4:45	5:42	6:39	7:36	8:33	9:30
:28.0	:56.0	1:24.0	1:52	2:48	3:44	4:40	5:36	6:32	7:28	8:24	9:20
:27.5	:55.0	1:22.5	1:50	2:45	3:40	4:35	5:30	6:25	7:20	8:15	9:10
:27.0	:54.5	1:21.5	1:49	2:43	3:38	4:32	5:27	6:21	7:16	8:10	9:05
:27.0	:54.0	1:21.0	1:48	2:42	3:36	4:30	5:24	6:18	7:12	8:06	9:00
:26.5	:53.0	1:19.5	1:46	2:39	3:32	4:25	5:18	6:11	7:04	7:57	8:50
:26.0	:52.5	1:18.5	1:45	2:37	3:30	4:22	5:15	6:07	7:00	7:52	8:45
:26.0	:52.0	1:18.0	1:44	2:36	3:28	4:20	5:12	6:04	6:56	7:48	8:40
:25.5	:51.5	1:17.0	1:43	2:34	3:26	4:17	5:09	6:00	6:52	7:43	8:35
:25.5	:51.0	1:16.5	1:42	2:33	3:24	4:15	5:06	5:57	6:48	7:39	8:30
:25.0	:50.5	1:15.5	1:41	2:31	3:22	4:12	5:03	5:53	6:44	7:34	8:25
:25.0	:50.0	1:15.0	1:40	2:30	3:20	4:10	5:00	5:50	6:40	7:30	8.20
:24.5	:49.5	1:14.0	1:39	2:28	3:18	4:07	4:57	5:46	6:36	7:25	8:15
:24.5	:49.0	1:13.5	1:38	2:27	3:16	4:05	4:54	5:43	6:32	7:21	8:10
:24.0	:48.5	1:12.5	1:37	2:25	3:14	4:02	4:51	5:39	6:28	7:16	8:05
:24.0	:48.0	1:12.0	1:36	2:24	3:12	4:00	4:48	5:36	6:24	7:12	8:00
:23.5	:47.5	1:11.0	1:35	2:22	3:10	3:57	4:45	5:32	6:20	7:07	7:55
:23.5	:47.0	1:10.5	1:34	2:21	3:08	3:55	4:42	5:29	6:16	7:03	7:50
:23.0	:46.5	1:09.5	1:33	2:19	3:06	3:52	4:39	5:25	6:12	6:58	7:45
:23.0	:46.0	1:09.0	1:32	2:18	3:04	3:50	4:36	5:22	6:08	6:54	7:40
:22.5	:45.5	1:08.0	1:31	2:16	3:02	3:47	4:33	5:18	6:04	6:49	7:35
:22.5	:45.0	1:07.5	1:30	2:15	3:00	3:45	4:30	5:15	6:00	6:45	7:30
:22.0	:44.5	1:06.5	1:29	2:13	2:58	3:42	4:27	5:11	5:56	6:40	7:25
:22.0	:44.0	1:06.0	1:28	2:12	2:56	3:40	4:24	5:08	5:52	6:36	7:20
:21.5	:43.5	1:05.0	1:27	2:10	2:54	3:37	4:21	5:04	5:48	6:31	7:15
:21.5	:43.0	1:04.5	1:26	2:09	2:52	3:35	4:18	5:01	5:44	6:27	7:10
:21.0	:42.5	1:03.5	1:25	2:07	2:50	3:32	4:15	4:57	5:40	6:22	7:05
:21.0	:42.0	1:03.0	1:24	2:06	2:48	3:30	4:12	4:54	5:36	6:18	7:00
:20.5	:41.5	1:02.0	1:23	2:04	2:46	3:27	4:09	4:50	5:32	6:13	6:55
:20.5	:41.0	1:01.5	1:22	2:03	2:44	3:25	4:06	4:47	5:28	6:09	6:50
:20.0	:40.5	1:00.5	1:21	2:01	2:42	3:22	4:03	4:43	5:24	6:04	6:45
:20.0	:40.0	1:00.0	1:20	2:00.0	2:40	3:20	4:00	4:40	5:20	6:00	6:40
:19.5	:39.5	:59.0	1:19	1:58.5	2:38	3:17	3:57	4:36	5:16	5:55	6:35
:19.5	:39.0	:58.5	1:18	1:57.0	2:36	3:15	3:54	4:33	5:12	5:51	6:30

(continuación)

25	50	75	100	150	200	250	300	350	400	450	500
:19.0	:38.5	:57.5	1:17	1:55.5	2:34	3:12	3:51	4:29	5:08	5:46	6:25
:19.0	:38.0	:57.0	1:16	1:54.0	2:32	3:10	3:48	4:26	5:04	5:42	6:20
:18.5	:37.5	:56.0	1:15	1:52.5	2:30	3:07	3:45	4:22	5:00	5:37	6:15
:18.5	:37.0	:55.5	1:14	1:51.0	2:28	3:05	3:42	4:19	4:56	5:33	6:10
:18.0	:36.5	:54.5	1:13	1:49.5	2:26	3:02	3:39	4:15	4:52	5:28	6:05
:18.0	:36.0	:54.0	1:12	1:48.0	2:24	3:00	3:36	4:12	4:48	5:24	6:00
:17.5	:35.5	:53.0	1:11	1:46.5	2:22	2:57	3:33	4:08	4:44	5:19	5:55
:17.5	:35.0	:52.5	1:10	1:45.0	2:20	2:55	3:30	4:05	4:40	5:15	5:50
:17.0	:34.5	:51.5	1:09	1:43.5	2:18	2:52	3:27	4:01	4:36	5:10	5:45
:17.0	:34.0	:51.0	1:08	1:42.0	2:16	2:50	3:24	3:58	4:32	5:06	5:40
:16.5	:33.5	:50.0	1:07	1:40.5	2:14	2:47	3:21	3:54	4:28	5:01	5:35
:16.0	:32.5	:48.5	1:05	1:37.5	2:10	2:42	3:15	3:47	4:20	4:52	5:25
:16.0	:32.0	:45.0	1:04	1:36.0	2:08	2:40	3:12	3:44	4:16	4:48	5:20
:15.5	:31.5	:47.0	1:03	1:34.5	2:06	2:37	3:09	3:40	4:12	4:43	5:15
:15.5	:31.0	:46.5	1:02	1:33.0	2:04	2:35	3:06	3:37	4:05	4:39	5:10
:15.0	:30.5	:45:5	1:01	1:31.5	2:02	2:32	3:03	3:33	4:04	4:34	5:05
:15.0	:30.0	:45:0	1:00	1:30.0	2:00	2:30	3:00	3:30	4:00	4:30	5:00

APÉNDICE C

TABLAS DE PRUEBAS DE CONTROL

Tabla de intervalos de nado

Ritmo de nado (a los 100)	Intervalo de nado 25	50	75	100	150	200	250	300	350	400	450	500
3:08	:55-45	1:45-30	2:35-17	3:20-07	5:00-41	6:40-16	8:20-80	9:55-24	11:35-58	13:15-32	14:55-06	16:30-40
3:06	:55-44	1:45-29	2:30-18	3:20-02	5:00-36	6:35-12	8:15-45	9:50-18	11:30-51	13:05-24	14:45-57	16:20-30
3:04	:55-44	1:40-31	2:30-15	3:20-00	4:55-35	6:30-08	8:10-40	9:45-12	11:20-44	13:00-16	14:35-48	16:10-20
3:02	:55-43	1:40-28	2:30-12	3:15-01	4:50-32	6:25-04	8:05-35	9:40-06	11:15-37	12:50-08	14:25-39	16:00-10
3:00	:50-44	1:40-26	2:25-14	3:15-55	4:50-27	6:25-00	8:00-30	9:30-00	11:05-30	12:40-00	14:15-30	15:50-00
2:58	:50-43	1:40-25	2:25-10	3:10-56	4:45-26	6:20-56	7:50-25	9:25-54	11:00-23	12:35-52	14:05-21	15:40-50
2:56	:50-42	1:35-27	2:25-08	3:10-52	4:40-23	6:15-52	7:45-20	9:20-48	10:50-16	12:25-44	13:55-12	15:30-40
2:54	:50-41	1:35-24	2:20-09	3:10-49	4:40-18	6:10-48	7:40-15	9:15-42	10:45-09	12:15-36	13:45-03	15:20-30
2:52	:50-41	1:35-23	2:20-06	3:05-50	4:35-17	6:05-44	7:35-10	9:05-36	10:35-02	12:05-28	13:40-54	15:10-20
2:50	:50-40	1:35-22	2:20-04	3:05-46	4:35-12	6:00-40	7:30-05	9:00-30	10:30-55	12:00-20	13:30-45	15:00-10
2:48	:50-40	1:35-21	2:15-05	3:00-46	4:30-11	6:00-36	7:25-00	8:55-24	10:20-48	11:50-12	13:20-36	14:45-00
2:46	:50-39	1:30-22	2:15-01	3:00-42	4:25-08	5:55-32	7:20-55	8:50-18	10:15-41	11:40-04	13:10-27	14:35-50
2:44	:50-39	1:30-20	2:15-59	2:55-42	4:25-04	5:50-28	7:15-50	8:40-12	10:10-34	11:35-56	13:00-18	14:25-40
2:42	:50-38	1:30-18	2:15-58	2:55-38	4:20-02	5:45-24	7:10-45	8:35-06	10:00-27	11:25-48	12:50-09	14:15-30
2:40	:45-39	1:30-17	2:10-58	2:55-35	4:15-59	5:40-20	7:05-40	8:30-00	9:55-20	11:15-40	12:40-00	14:05-20
2:38	:45-38	1:30-16	2:10-55	2:50-36	4:15-52	5:35-16	7:00-35	8:25-54	9:45-13	11:10-32	12:30-51	13:55-10
2:36	:45-37	1:25-17	2:10-52	2:50-32	4:10-53	5:35-12	6:55-30	8:15-48	9:40-06	11:00-24	12:20-42	13:45-00
2:32	:45-36	1:25-14	2:05-52	2:45-30	4:05-47	5:25-04	6:45-20	8:05-36	9:25-52	10:45-08	12:05-24	13:25-40
2:30	:45-36	1:25-12	2:05-49	2:45-26	4:00-44	5:20-58	6:40-15	8:00-30	9:15-45	10:35-00	11:55-15	13:15-30
2:28	:45-35	1:25-11	2:00-49	2:40-26	4:00-38	5:15-55	6:35-10	7:50-24	9:10-38	10:25-52	11:45-06	13:00-20
2:26	:45-35	1:20-12	2:00-46	2:40-22	3:55-38	5:10-51	6:30-05	7:45-18	9:00-31	10:20-44	11:35-57	12:50-10
2:24	:45-34	1:20-10	2:00-44	2:35-22	3:50-35	5:05-47	6:25-00	7:40-12	8:55-24	10:10-36	11:25-48	12:40-00
2:22	:40-35	1:20-08	1:55-45	2:35-18	3:50-29	5:05-41	6:20-55	7:30-06	8:45-17	10:00-28	11:15-39	12:30-50
2:20	:40-34	1:20-07	1:55-42	2:30-19	3:45-29	5:00-39	6:15-50	7:25-00	8:40-10	9:55-20	11:05-30	12:20-40
2:18	:40-33	1:15-08	1:55-39	2:30-15	3:40-26	4:55-35	6:05-45	7:20-54	8:30-03	9:45-12	10:55-21	12:10-30
2:16	:40-32	1:15-06	1:50-40	2:30-12	3:40-20	4:50-31	6:00-40	7:15-48	8:25-56	9:35-04	10:50-12	12:00-20
2:14	:40-32	1:15-04	1:50-37	2:25-13	3:35-20	4:45-27	5:55-35	7:05-42	8:15-49	9:30-56	10:40-03	11:50-10
2:12	:40-31	1:15-03	1:50-35	2:25-09	3:35-14	4:40-23	5:50-30	7:00-36	8:10-42	9:20-48	10:30-54	11:40-00
2:10	:40-31	1:15-02	1:45-36	2:20-09	3:30-14	4:40-17	5:45-25	6:55-30	8:05-35	9:10-40	10:20-45	11:30-50
2:08	:40-30	1:10-03	1:45 33	2:20-05	3:25-11	4:35-15	5:40-20	6:50-24	7:55-28	9:05-32	10:10-36	11:15-40
2:06	:40-30	1:10-01	1:45-31	2:15-05	3:25-05	4:30-11	5:35-15	6:40-18	7:50-21	8:55-24	10:00-27	11:05-30
2:04	:40-29	1:10-00	1:45-29	2:15-01	3:20-05	4:25-07	5:30-10	6:35-12	7:40-14	8:45-16	9:50-18	10:55-20
2:02	:35-30	1:10-59	1:40-30	2:15-58	3:15-02	4:20-03	5:25-05	6:30-06	7:35-07	8:35-08	9:40-09	10:45-10
2:00	:35-29	1:10-57	1:40-27	2:10-58	3:15-55	4:15-59	5:20-58	6:25-00	7:25-00	8:30-00	9:30-00	10:35-00
1:59	:35-28	1:05-58	1:40-26	2:10-55	3:10-57	4:15-53	5:15-56	6:20-57	7:20-57	8:25-56	9:25-56	10:30-55
1:58	:35-28	1:05-57	1:40-25	2:10-53	3:10-53	4:15-51	5:15-52	6:15-54	7:20-53	8:20-52	9:25-51	10:25-50

(continuación)

Ritmo de nado (a los 100)	25	50	75	100	150	Intervalo de nado 200	250	300	350	400	450	500
1:57	:35-28	1:05-56	1:35-26	2:10-52	3:10-50	4:10-53	5:10-51	6:15-51	7:15-50	8:15-48	9:20-47	10:20-45
1:56	:35-28	1:05-55	1:35-24	2:05-54	3:10-49	4:10-47	5:10-47	6:10-48	7:10-46	8:10-44	9:15-42	10:15-40
1:55	:35-27	1:05-55	1:35-23	2:05-52	3:05-51	4:05-49	5:05-46	6:05-45	7:10-43	8:10-40	9:10-38	10:10-35
1:54	:35-27	1:05-54	1:35-22	2:05-49	3:05-47	4:05-43	5:05-42	6:05-42	7:05-39	8:05-36	9:05-33	10:05-30
1:53	:35-27	1:05-54	1:35-21	2:05-48	3:05-44	4:00-45	5:00-41	6:00-39	7:00-36	8:00-32	9:00-29	10:00-25
1:52	:35-27	1:05-53	1:35-21	2:05-48	3:00-46	4:00-40	5:00-37	6:00-36	6:55-32	7:55-28	8:55-24	9:55-20
1:51	:35-26	1:05-53	1:30-22	2:00-49	3:00-42	4:00-38	4:55-36	5:55-33	6:55-29	7:50-24	8:50-20	9:50-15
1:50	:35-26	1:05-52	1:30-20	2:00-47	3:00-40	3:55-39	4:55-32	5:50-30	6:50-25	7:45-20	8:45-15	9:45-10
1:49	:35-26	1:00-53	1:30-18	2:00-45	2:55-42	3:55-34	4:50-31	5:50-27	6:45-22	7:45-16	8:40-11	9:35-05
1:48	:35-26	1:00-52	1:30-18	2:00-44	2:55-38	3:50-35	4:50-27	5:45-24	6:40-18	7:40-12	8:35-06	9:30-00
1:47	:35-25	1:00-51	1:30-17	1:55-48	2:55-36	3:50-30	1:45-26	5:40-21	6:40-15	7:35-08	8:30-02	9:25-55
1:46	:35-25	1:00-50	1:30-16	1:55-43	2:50-37	3:50-28	4:45-22	5:40-18	6:35-11	7:30-04	8:25-57	9:20-50
1:45	:35-25	1:00-50	1:30-16	1:55-41	2:50-34	3:45-29	4:40-21	5:35-15	6:30-08	7:25-00	8:20-53	9:15-45
1:44	:30-25	1:00-49	1:25-17	1:55-40	2:50-31	3:45-24	4:40-17	5:35-12	6:25-04	7:20-56	8:15-48	9:10-40
1:43	:30-25	1:00 49	1:25-15	1:55-39	2:45-33	3:40-25	4:35-16	5:30-09	6:25-01	7:20-52	8:10-44	9:05-35
1:42	:30-24	1:00-48	1:25-13	1:50-40	2:45-29	3:40-20	4:35-12	5:25-06	6:20-57	7:15-48	8:05-39	9:00 30
1:41	:30-24	1:00-48	1:25-13	1:50-38	2:45-27	3:35-21	4:30-11	5:25-03	6:15-54	7:10-44	8:00-35	8:55-25
1:40	:30-24	1:00-48	1:25-12	1:50-36	2:45-26	3:35-16	4:30-08	5:20-58	6:15-50	7:05-40	8:00-30	8:50-20
1:39	:30-24	:55-48	1:25-11	1:50-35	2:40-27	3:35-14	4:25-06	5:15-56	6:10-47	7:00-36	7:55-26	8:45-15
1:38	:30-23	:55-47	1:20-12	1:50-34	2:40-23	3:30-15	4:20-04	5:15-51	6:05-43	6:55-32	7:50-21	8:40-10
1:37	:30-23	:55-46	1:20-11	1:45-35	2:40-21	3:30-10	4:20-00	5:10-50	6:00-40	6:50-28	7:45-17	8:35-05
1:36	:30-23	:55-46	1:20-09	1:45-33	2:35-22	3:25-11	4:15-59	5:05-47	6:00-36	6:50-24	7:40-12	8:30-00
1:35	:30-23	:55-45	1:20-08	1:45-31	2:35-19	3:25-06	4:15-53	5:05-42	5:55-33	6:45-20	7:35-08	8:25-55
1:34	:30-22	:55-45	1:20-08	1:45-30	2:35-17	3:20-07	4:10-54	5:00-41	5:50-29	6:40-16	7:30-03	8:20-50
1 33	:30-22	:55-44	1:20-07	1:45-29	2:30-18	3:20-02	4:10-48	5:00-36	5:45-26	6:35-12	7:25-59	8:15-45
1:32	:30-22	:55-44	1:15-08	1:40-31	2:30-15	3:20-00	4:05-49	4:55-35	5:45-22	6:30-08	7:20-54	8:10-40
1:31	:30-22	:55-43	1:15-06	1:40-28	2:30-12	3:15-01	4:05-43	4:50-32	5:40-19	6:25-04	7:15-50	8:05-35
1:30	:30-21	:80-44	1:15-05	1:t0-26	2:25-14	3:15-55	4:00-44	4:50-27	5:35-15	6:25-00	7:10-45	8:00-30
1:29	:30-21	:50-43	1:15-04	1:40-25	2:25-10	3:10-56	4:00-38	4:45-26	5:30-12	6:20-56	7:05-41	7:50-25
1:28	:30-21	:50-42	1:15-03	1:35-27	2:25-08	3:10-52	3:55-39	4:40-23	5:30-08	6:15-52	7:00-36	7:45-20
1:27	:30-21	:50-41	1:15-03	1:35-24	2:20-09	3:10-49	3:55-33	4:40-18	5:25-05	6:10-48	6:55-32	7:40-15
1:26	:30-20	:50-41	1:15-02	1:35-23	2:20-06	3:05-50	3:50-34	4:35-17	5:20-01	6:05-44	6:50-27	7:35-10
1:25	:25-21	:50-40	1:10-03	1:35-22	2:20-04	3:05-46	3:50-28	4:35-12	5:15-56	6:00-40	6:45-23	7:30-05
1:24	:25-20	:50-40	1:10-01	1:35-21	2:15-05	3:00-46	3:45-29	4:30-11	5:15-51	6:00-36	6:40-18	7:25-00
1:23	:25-20	:50-39	1:10-00	1:30-22	2:15-01	3:00-42	3:45-23	4:25-08	5:10-49	5:55-32	6:35-14	7:20-55
1:22	:25-19	:50-39	1:10-59	1:30-20	2:15-59	2:55-42	3:40-24	4:25-04	5:05-46	5:50-28	6:30-09	7:15-50
1:21	:25-19	:50-38	1:10-58	1:30-18	2:15-58	2:55-38	3:40-18	4:20-02	5:05-41	5:45-24	6:30-05	7:10-45
1:20	:25-19	:45-39	1:10-57	1:30-17	2:10-58	2:55-35	3:35-19	4:15-59	5:00-39	5:40-20	6:25-00	7:05-40
1:19	:25-19	:45-38	1:05-58	1:30-16	2:10-55	2:50-36	3:30-16	4:15-52	4:55-35	5:35-16	6:20-56	7:00-35
1:18	:25-19	:45-37	1:05-56	1:25-17	2:10-52	2:50-32	3:30-11	4:10-53	4:50-32	5:35-12	6:15-51	6:55-30
1:17	:25-18	: 45-37	1:05-55	1:25-15	2:05-54	2:45-32	3:25-11	4:10-46	4:50-27	5:30-08	6:10-47	6:50-25
1:16	:25-18	:45-36	1:05-54	1:25-13	2:05-51	2:45-28	3:25-06	4:05-47	4:45-25	5:25-04	6:05-42	6:45-20
1:15	:25-18	:45-36	1:05-53	1:25-12	2:05-48	2:45-26	3:20-07	4:00-44	4:40-21	5:20-58	6:00-38	6:40-15
1:14	:25-18	:45-35	1:05-53	1:25-11	2:00-49	2:40-26	3:20-01	4:00-38	4:35-18	5:15-55	5:55-33	6:35-10
1:13	:25-17	:45-35	1:00-53	1:20-12	2:00-46	2:40-22	3:15-02	3:55-38	4:35-13	5:10-51	5:50-29	6:30-05
1:12	:25-17	:45-34	1:00-52	1:20-10	2:00-44	2:35-22	3:15-55	3:50-35	4:30-11	5:05-47	5:45-24	6:25-00
1:11	:25-17	:40-35	1:00-51	1:20-08	1:55-45	2:35-18	3:10-56	3:50-29	4:25-07	5:05-41	5:40-20	6:20-55
1:10	:25-17	:40-34	1:00-50	1:20-07	1:55-42	2:30-19	3:10-51	3:45-29	4:20-04	5:00-39	5:35-15	6:15-50

ÍNDICE ALFABÉTICO